紧密型县域医疗卫生共同体建设

典型案例 2024

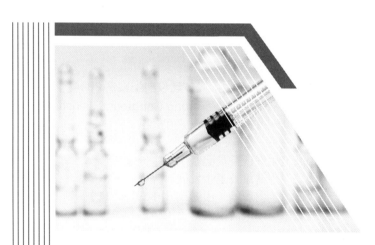

国家卫生健康委员会基层卫生健康司
国家卫生健康委卫生发展研究中心 组织编写

U0391113

人民卫生出版社
·北京·

图书在版编目（CIP）数据

紧密型县域医疗卫生共同体建设典型案例．2024 /
国家卫生健康委员会基层卫生健康司，国家卫生健康委卫
生发展研究中心组织编写． -- 北京 ： 人民卫生出版社，
2024.9． -- ISBN 978-7-117-36836-0

Ⅰ．R199.2

中国国家版本馆 CIP 数据核字第 20240T8Y71 号

人卫智网	www.ipmph.com	医学教育、学术、考试、健康，购书智慧智能综合服务平台
人卫官网	www.pmph.com	人卫官方资讯发布平台

紧密型县域医疗卫生共同体建设典型案例 2024
Jinmixing Xianyu Yiliao Weisheng Gongtongti Jianshe
Dianxing Anli 2024

组织编写：国家卫生健康委员会基层卫生健康司
　　　　　国家卫生健康委卫生发展研究中心
出版发行：人民卫生出版社（中继线 010-59780011）
地　　址：北京市朝阳区潘家园南里 19 号
邮　　编：100021
E - mail：pmph @ pmph.com
购书热线：010-59787592　010-59787584　010-65264830
印　　刷：北京盛通印刷股份有限公司
经　　销：新华书店
开　　本：710×1000　1/16　　印张：13
字　　数：187 千字
版　　次：2024 年 9 月第 1 版
印　　次：2024 年 9 月第 1 次印刷
标准书号：ISBN 978-7-117-36836-0
定　　价：59.00 元

打击盗版举报电话：**010-59787491**　**E-mail：WQ @ pmph.com**
质量问题联系电话：**010-59787234**　**E-mail：zhiliang @ pmph.com**
数字融合服务电话：**4001118166**　　**E-mail：zengzhi @ pmph.com**

《紧密型县域医疗卫生共同体建设典型案例2024》
编委会名单

前　言

紧密型县域医疗卫生共同体（简称"县域医共体"）建设是推进健康中国和分级诊疗制度建设的有力抓手，旨在立足县域深化"三医"联动改革，围绕"县级强、乡级活、村级稳、上下联、信息通"的目标，通过系统重塑医疗卫生体系和整合优化医疗卫生资源，以城带乡、以乡带村，实现县乡一体、乡村一体，着力提升能力、激发活力、优化服务，推动县域医疗卫生机构形成责任、管理、服务、利益共同体，让群众就近享有更加公平可及、系统连续的预防、治疗、康复、健康促进等健康服务，为健康中国建设和乡村振兴提供有力保障。2023 年 2 月和 3 月，中共中央办公厅与国务院办公厅分别印发《关于进一步深化改革促进乡村医疗卫生体系健康发展的意见》和《关于进一步完善医疗卫生服务体系的意见》，要求各地进一步健全医疗卫生服务体系，加快构建紧密型县域医共体，完善县域医共体管理体制和运行机制，促进县域内资源共享和服务能力提升。2023 年 12 月 29 日，国家卫生健康委等十部门印发《关于全面推进紧密型县域医疗卫生共同体建设的指导意见》，标志着紧密型县域医共体建设全面推进。

紧密型县域医共体建设是一项全面、综合的改革措施，全面推进此项工作需要不断树立典型，示范引领各地工作行稳致远。因此，2021—2023 年，国家卫生健康委员会基层卫生健康司和国家卫生健康委卫生发展研究中心连续三年编辑出版《紧密型县域医疗卫生共同体建设典型案例》。今年，我们继续通过发函征集、地方推荐和现场调研等形式，收集了来自 31 个省（自治区、直辖市）和新疆生产建设兵团的 300 余篇稿件。通过专家精心梳理、筛选和编辑，本书共纳入 24 个省份 43 篇典型案例，共五个部分：省级与市级全面推进、医保与医防融合、深化体制机制改革、多措并举推进四个下沉、信息化建设与牵头医院改革，各部分按照行政区划排序。

　　感谢各地卫生健康行政部门、县域医共体和有关专家一如既往地积极提供典型材料，感谢各位专家对典型案例的精心筛选。我们将继续围绕紧密型县域医共体建设工作编写典型案例，欢迎各地踊跃投稿。鉴于时间和水平所限，本书难免存在不足之处，敬请各位读者提出宝贵意见。

国家卫生健康委员会基层卫生健康司
国家卫生健康委卫生发展研究中心
2024 年 7 月

目　　录

第一部分　省级与市级全面推进

第二部分　医保与医防融合

第三部分　深化体制机制改革

第四部分　多措并举推进四个下沉

第五部分　信息化建设与牵头医院改革

第一部分

省级与市级全面推进

聚焦五化　增效赋能
全面推进紧密型县域医共体建设

河北省卫生健康委

近年来,河北省委、省政府高度重视群众医疗卫生健康保障,紧紧围绕"强县域、强基层"的目标,以紧密型县域医共体为抓手,深耕县域综合改革,助推卫生健康事业高质量发展。从2019年确定12个紧密型县域医共体国家试点县(市、区),到2022年在51个省级县(市、区)重点推进,再到2023年全省全面推进,河北省紧密型县域医共体建设逐步走向纵深。

一、主要做法

(一)强化高位统筹,为医共体建设聚"势"

河北省委、省政府将紧密型县域医共体建设纳入2023年省委1号文件"全面推进乡村振兴"重点工作,连续两年将其作为省管领导班子和领导干部考核指标体系重要内容,在省政府对市县医改考核中不断增加其分值权重,持续加大医共体建设推进力度。保定市将县域医共体建设纳入重点解决的民生问题和"书记月点评"范围,推动紧密型县域医共体管理条例列入市人大立法计划,为改革提供法制保障。张家口市以市委深改委名义印发《全面推进紧密型县域医共体建设实施意见》,加快医共体建设。滦州、故城、馆陶等多个县(市、区)组建了医共体建设专班,负责督导考核、协调解决建设中出现的困难和问题。省、市、县推进县域医共体建设的组织架构基本建立,形成了政府主导、部门协同、三医联动、因地制宜的推进机制,全省县域医共体建设步入良性发展轨道。

(二)实化外部治理,为医共体建设谋"策"

河北省卫生健康委联合医保、财政等相关部门先后制定印发《河北省加快推进紧密型县域医疗卫生共同体建设实施方案》《关于促进紧密型县域医共体建设发展的若干措施》《关于推进全省紧密型县域医共体建设提质扩面的通知》和《关于做好紧密型县域医共体财务统一管理的通知》等系列政策,制定县级"四方"权责清单,明确紧密型县域医共体建设的实施路径,着力突破医保管理、财政投入、人事薪酬等外部支持政策瓶颈。各市县统筹考虑医共体服务半径、诊疗能力、资源异同等要素,均出台了符合政策导向和县域实际的工作方案,总体谋划、分步实施、稳妥推进紧密型县域医共体建设。截至 2023 年年底,全省符合条件的 139 个县(市、区)全部推开紧密型县域医共体建设,包含 1 829 个乡镇卫生院和 82 个社区卫生服务中心。经验收,92 个县达到国家紧密型县域医共体评判标准,18 个县达到省级示范县标准。

(三)细化内部管理,为医共体建设提"质"

一是整合县乡医疗卫生资源。各县(市、区)由综合实力最强的县级医疗机构牵头,组建 1~2 个医共体,覆盖辖区内所有乡镇卫生院和社区卫生服务中心。医管委充分赋予医共体经营管理自主权,医共体内人财物统一集中管理。组建行政管理、医疗业务、财务(医保)等管理中心和医学影像、检查检验、病理诊断等资源共享中心,面向各成员单位提供服务。**二是加强服务同质化。**推进医共体内医疗质量管理、医疗技术管理、医院感染管理等业务制度、工作流程、服务质量相统一。**三是建立健全长效机制。**推动优质医疗资源下沉,鼓励成员单位共同建设联合门诊、联合病房,提升基层医疗卫生服务能力。随着医共体建设不断深入,基层服务能力明显提升,基层首诊、双向转诊、急慢分治、上下联动的分级诊疗格局初步形成。

(四)优化服务模式,为医共体建设增"效"

各县(市、区)充分发挥医共体优势,明确不同级别医疗卫生机构功能定位,拓展优质服务内涵,分级分类为群众提供适宜医疗服务,积极构建医防融合的健康管理新模式,在实践中涌现出一批好经验、好做法。**在健全双向转诊通道方面,**易县依托患者服务中心,为患者提供病情评估和协助上下转诊服务,深受群众好评。**在推进信息化建设方面,**固安县基本实现县域内健康管理信息互联互通,在县级医院能随时查看基层就诊量和医共体内上下转诊情况。**在延伸服务链条方面,**南皮、饶阳等多个县(市、区)启动"护理到家"服务,通过线上申请、线下服务模式,使群众足不出户就能享受到高效便捷的护理服务。**在强化健康促进方面,**巨鹿、清河、饶阳、顺平等地成立慢性病管理中心,为慢性病患者提供规范化接续性服务;故城县财政每年投入600余万元实施高血压、糖尿病免费用药和"全民免费吃预防性中药"政策;石家庄市藁城区组织开展"35~64岁人员免费健康筛查行动",强化居民全生命周期健康管理。

(五)深化推进机制,为医共体建设助"力"

一是明分工,研究制定年度紧密型县域医共体建设重点任务清单,分解市县两级建设任务,逐项明确关键步骤、完成时限和责任单位,有的放矢推动改革分步落实。**二是强督导,**建立紧密型县域医共体建设"两报一函"推进机制,组织专人赴各地现场指导,每月通报各市建设进展,每季度听取各市工作汇报,对进展缓慢地区下发督办函进行重点督办,年终联合部门组织考核验收,全面评估各地建设成效。**三是树标杆,**开展紧密型县域医共体示范县争创工作,集中挖掘和培育一批工作有特色、示范效应强、建设成效好的县(市、区),为全省紧密型县域医共体建设积累好做法、好经验。**四是广宣传,**加强典型案例挖掘总结,定期印发简报专刊,促进各地互学互鉴。先后召开新闻发布会、政策培训班,宣传解读紧密型县域医共体相关政策,营造全社会关心支持改革的环境和氛围。中国共产党中央全面深化改革委员会《改革情况交流》2023年第7期刊发河北省做法。

二、建设成效

（一）资源下沉机制基本构建

2023 年，医共体内县级医疗机构向乡镇卫生院派驻管理人员 2.25 万人次、专业技术人员 10.28 万人次，平均每个乡镇卫生院派驻管理人员 12 人次、专业技术人员 54 人次。县级远程心电中心、远程影像中心分别为基层医疗卫生机构出具报告 40 余万份，医共体内"基层检查、上级诊断、结果互认"的机制初步建立。牵头医院帮助基层累计开展新技术、新项目数量较上年增加 1 860 项，县域医共体牵头医院人员、技术、服务、管理实现有效下沉。

（二）县域医疗服务能力得到提升

各地县域医共体主动对接省、市和京津大医院，通过不同形式开展合作，县域服务能力得到整体提升。2023 年，牵头医院出院患者三级、四级手术比例达到 52.2%，同比提升 10 个百分点；开展住院服务的基层医疗卫生机构数由 2022 年的 1 742 个逐步增加到 1 885 个，同比提升 8.2%，群众在家门口即可享受到县级医院的优质医疗服务。

（三）有序就医格局初步形成

2023 年，全省县域内住院人次占比达 73.8%，同比提升 4.9 个百分点，基层医疗卫生机构门（急）诊人次占比达 65.3%，同比提升 7.2 个百分点。基层医疗卫生机构向县级医院上转患者 13.3 万人次，县级医疗机构向基层医疗卫生机构下转患者 4.7 万人次，基层首诊、双向转诊格局初步形成。

（四）群众看病就医负担逐步减轻

2023 年，医保基金县域内支出率为 52.6%，较上年提升 0.2 个百分点；住院费用实际报销比达到 58.2%，同比提高 10.8 个百分点；各地积极落实"基层检查、上级诊断"，仅胸部 X 线检查一项就为基层患者节省医疗费用 330 余万元，群众就医负担逐步减轻。

改革增效　强基惠民
全力打造紧密型县域医共体新成效

浙江省温州市卫生健康委

近年来，浙江省温州市多措并举全力深化医共体紧密程度建设，通过"全员一家人、财务一本账、工作一盘棋"的体制机制改革，全面推动县域医共体成熟定型。以管理同质化、干部专业化、服务信息化稳步推动全域优质医疗资源扩容和区域均衡布局，医疗资源优势效应持续释放，为患者提供公平可及、系统连续、优质高效的卫生健康服务，县域就诊率达 90.0%，基层就诊率达 66.2%。

一、主要做法

（一）加速"提能造峰"，提高县域医疗服务水平

建设一批临床重点专科，根据居民疾病谱、群众看病就医和患者异地就医情况，分级分类开展省、市、县三级临床重点专科建设，完善临床重点专科激励机制，支持县级医院打造特色学科、品牌专科。**打造一批高水平医院，**实施高水平县级医院建设专项行动，通过加强人才培养和基础投入，推进县级医院内镜、宫腔镜、腹腔镜介入等微创技术发展。加强胸痛、卒中、创伤、危重孕产妇、危重儿童和新生儿救治能力建设，提高县域急危重症救治能力。推动省、市、县三级医院深入合作、协同发展，努力在区域协同、一体发展上积极探索。**加大协作帮扶力度，**深化医疗卫生"山海"协作，通过远程会诊、专家派驻、进修接收等多种方

式，全力推动受援牵头医院能力提升，推动适宜诊疗技术和资源下沉基层，重点建设胸痛、卒中、创伤、危重孕产妇救治、危重儿童和新生儿救治五大急诊急救中心，加强慢性病专科建设，显著提升肿瘤、心脏病、脑血管病等重点疾病的诊疗能力。

（二）推动"共享整合"，扩大技术辐射影响

明确专科发展布局，根据省、市、县三级医院相关优势学科及临床科室发展特色，依托品牌学科、重点学科等建设平台，差异化发展特色专科，推进技术优势明显、已形成一定规模的专科进行区域专病中心建设，提升全域优质医疗服务供给。**加大人才招引协作，**大胆尝试人才培养的"县管乡用"模式，综合施策建立柔性人才使用机制。打破单位、科室、身份限制，强化岗位管理，按需设岗、按需聘用、竞聘上岗，并根据医共体实际和岗位空缺情况，统一岗位设置、统一对外公开招聘，优先保障基层紧缺专业岗位人员。**强化标准规范同质化。**以医共体牵头医院为责任主体，统一培训计划、考核目标，以带教培训、业务演练、联合门诊、联合病房等方式培养专科人才，推进基层卫生人才队伍建设。重组整合、优化配置县域医疗机构资源，建成统一的检验、影像、心电诊断和消毒供应等共享服务中心，实现全域内检验结果互认共享。

（三）强化数字改革，贯通市域诊疗信息

推进诊疗数据共享，在全省率先建成地市级诊疗数据共享平台，打破长期存在的医疗数据壁垒，贯通全市所有公立医疗机构，实现市域检查检验结果互联互通。建成国内最大的地市级影像云平台，率先实现市域医学影像资料共享互认。**深化推进数字医共体建设，**加强数字诊断、数字影像、数字病理等智能辅助诊断技术在医共体内的普及应用，截至 2023 年年底，每个县（市、区）均建成互联互通的医学检验、医学影像、心电诊断、病理、消毒供应五大资源共享中心，向上与省市医院远程医疗系统对接，向下辐射乡镇卫生院（社区卫生服务中心），实现基层检查、上级诊断和区域互认。**创新打造智能应用场景，**对"E 护士"智能提醒系统（患者信息整合提醒系统）进行升级改造，构建"操作友好

型"的医生服务终端,集成整合全市所有公立医疗机构诊疗数据,实现诊间检查检验重复提醒、快速调阅、一键互认等功能。迭代升级健康云检系统,10种AI算法日均检测9 000例,入选浙江省信创优秀应用示范案例。

(四)多元医保支付,完善分级诊疗保障

加强基层保障力度,对符合条件的乡镇卫生院(社区卫生服务中心)建立绿色通道,给予医保定向倾斜;对符合条件的政府办紧密型一体化村卫生室(社区卫生服务站)以所在乡镇卫生院(社区卫生服务中心)名义申报医保定点资格,按规定纳入基本医疗保险定点范围实时结算,并将基层医疗卫生机构医疗巡回车符合规定的费用纳入医保支付范围。**扩大差异化支付比例,**根据医疗机构等级不同区分医保报销比例,城乡居民医保住院、门诊报销比例,基层医疗卫生机构与其他医疗机构差距不低于10%。城乡居民医保参保人员在基层医疗卫生机构发生的门诊医疗费,门诊统筹部分不设起付标准。提高城乡居民参保人员在基层医疗卫生机构慢性病门诊报销比例,医保支付比例不低于60%,其中肺结核基层门诊报销比例不低于70%。**强化转诊报销导向,**经上级医院转诊到下级医院的,报销比例在原基础上适当增加2个百分点。对市内跨县域就诊的,各地根据疾病分级目录可合理设置县域间报销比例,调整比例不高于10个百分点;市外就诊的,建立转外就医病种目录,对未按规定自行转外就医的患者,降低报销比例。

二、主要成效

(一)以医疗服务能力提升为载体,全面夯实县域服务承载力

发挥龙头医院牵引之力,开展进百镇联千村专项行动,以医共体为载体加强专家实地巡诊、网络会诊和驻点指导,织牢新冠病毒感染救治网。302名省、市、县三级医疗专家下沉基层医疗卫生机构开展现场指导6 686次,巡诊患者16 269人次,指导培训医务人员8 769人次。

推进"两下沉,双提升"工程,大力推进城市医院管理、人才、资源、技术和信息向下延伸,支援下派管理人员和技术团队,从事医院管理、专科建设及人才培养等,促进合作医院的医疗、护理、科研、管理、人才培养、远程医疗等方面快速提升。2023 年,温州市共派驻医生 566 名,派驻工作时间 2.6 万天,接收进修提升 312 人。**深化"山海"协作关系,**以省市级三甲综合医院为帮扶主体,"组团式"选派医疗卫生人才到县级医院、基层医疗卫生机构开展"造血式"帮扶,通过技术帮扶做强做优影像、病理、检验三大共享中心,实现检查检验结果同质化。2023 年,选派专家下沉帮扶 2.19 万天,门诊量 13.28 万人次、手术量 5 545 台次,培训带教 4 154 场次,新增新项目新技术 80 余项,多领域实现从"0"到"1"的突破。

(二)以优质医疗资源扩容为抓手,快速提高县域服务供给力

推动医院提能增效,瑞安市中医院、永嘉县中医院、苍南县中医院等三家县域医共体牵头医院创成三级乙等中医医院,实施医疗卫生重大项目建设 20 个,完成投资金额 18.2 亿元,苍南县第三人民医院、平阳县中医院、文成县人民医院等完工投用。瑞安市人民医院引入国内顶级医院 18 个强势学科,设立头部医院名医工作室 14 个,开展肝癌手术超 100 例 / 年,手术量位居省内医院 14 名,烧伤与皮肤修复外科主任当选新一届省医学会烧伤外科及创面修复分会主任委员。**推动县 - 乡联合建设,**将县级资源下沉开展联合病房、联合门诊服务,开设联合门诊 395 个,诊疗服务人次 79.0 万人次,开设联合病房 54 个,住院 2.6 万人次,有序双向转诊 6.6 万人次,推动"山海"帮扶向 18 家基层医疗卫生机构延伸。推广实施医疗卫生新技术新项目超 80 项,组织医共体人员能力素质提升课程 441 场次,培训人员 3.4 万人,接收成员单位医务人员进修 272 人次,医共体内部人员岗位交流、统筹使用 89 人,对外统招统聘 485 人。**推动县域专科能力建设,**全面启动县级临床专科建设,支持县域内发病率和近 3 年来外转率排名前 5 位的疾病病种所在临床专科能力建设,县级医院 4 个临床专科成功入选省级临床重点专科建设项目库,县级医院 9 个临床专科成功入选市级临床重点专科建设项

目库,乐清、瑞安、苍南、平阳等地入围市级区域专病中心建设。

(三)以基层服务能力提升为核心,稳步提升基层诊疗接续力

破解要素制约,推进56家乡镇卫生院(社区卫生服务中心)新改扩建,全市基层医疗卫生机构业务用房面积增加46.8万平方米,新增医疗床位1 352张。**提升服务水平,**9个县(市、区)乡镇卫生院(社区卫生服务中心)达到"国家优质服务基层行"基本标准161家、推荐标准44家,创建8家市级二乙水平乡镇卫生院(社区医院),推进213家智慧健康站规范化建设,构建智慧健康站"数字医院、家庭医生、诊前诊后、慢性病管理"建设四融合。**注重特色创新,**促进专科、专病适宜技术在基层的推广应用,以做好专科发展方向、加强科室队伍建设、强化医疗质量管理、完善专科硬件设施、夯实完善支撑条件为建设重点内容,实施基层特色专科(中心)建设,建设市级基层特色专科(中心)28个,县级基层特色专科(中心)68个。

全面推进紧密型县域医共体建设
持续推动优质医疗资源下沉

广西壮族自治区卫生健康委

广西壮族自治区深入贯彻落实"以基层为重点"的新时代党的卫生与健康工作方针，聚焦"县强、乡活、村稳"，在2019年遴选39个县（市、区）作为国家试点的基础上，2022年11月底在自治区全面推进紧密型县域医共体建设，持续推动优质医疗资源下沉，进一步提升基层医疗卫生服务能力。

一、主要做法

（一）党政高位推动，紧密型县域医共体建设"全区推进"

2022年和2024年，自治区政府均将"推进紧密型县域医共体建设"写进《政府工作报告》，自治区深化医药卫生体制改革工作领导小组也将推进紧密型县域医共体建设纳入《深入推广福建省三明市医改经验的实施方案》。2022年11月底，自治区政府办公厅印发《关于全面推进紧密型县域医疗卫生共同体建设的实施意见》，明确在39个试点县（市、区）试点探索基础上，全区推进紧密型县域医共体建设。

（二）优化运行机制，强化医共体建设"制度保障"

广西壮族自治区明确各县（市、区）要组建医共体管理委员会，各县（市、区）党政主要负责同志至少一人担任主任，分管负责同志担任副主任,各县(市、区)机构编制、发展改革、人力资源和社会保障、财政、卫生健康、医保等部门及医共体成员单位等利益相关方代表共同参与,统筹医共体规划建设、投入保障、项目实施、人事安排、队伍建设、运行监管、绩效考核等重大事项。明确县域内常住人口 30 万人以下的县(市、区)原则上只组建一个医共体。以综合实力较强的县级医疗卫生机构为牵头医院,鼓励实力强的县级中医医院和妇幼保健院牵头组建医共体。

(三)完善政策措施,构筑医共体建设"发展引擎"

一是出台医保支付方式改革配套政策。2023 年,自治区卫生健康委联合医保局印发了《广西壮族自治区推进紧密型县域医疗卫生共同体医保支付方式改革实施方案》,对评定为"紧密型"并实质运行的医共体实行医保总额付费管理,遴选上林县、上思县、武宣县作为紧密型县域医共体医保支付方式改革试点县,探索可复制、可推广经验并在全区推开。**二是完善人事和薪酬管理细则。**2023 年,自治区政府办公厅印发《关于进一步深化改革促进广西乡村医疗卫生体系健康发展的若干措施》,明确在紧密型县域医共体各成员单位编制和财政保障不变的前提下,允许紧密型县域医共体自主确定工作人员在医共体成员单位间流动,允许医共体作为一个整体核定绩效工资总量,工作人员基本工资和基础性绩效工资按编制所在单位聘任岗位等级标准发放,奖励性绩效工资由医共体根据工作人员工作实绩自主统筹分配,乡镇工作补贴按照工作人员实际工作地点所在乡镇的标准发放。

(四)提升能力水平,增强医共体发展"核心力"

一是强"龙头"。按照国家"千县工程"建设标准和要求,推动县级医院提标扩能,补齐县域医疗卫生服务能力短板,推进医共体牵头医院达到国家综合服务能力推荐标准。**二是强基层。**持续推进"优质服务基层行"达标创建,力争使乡镇卫生院和社区卫生服务中心达到服务能力基本标准,支持一批能力较强的乡镇卫生院和社区卫生服务中心达到服务能力推荐标准。**三是稳村级。**推进各地落实"乡聘村用"政策和乡村医生多渠道补助政策,稳定乡村医生队伍,提升村级卫生服务能力。

（五）强化信息互通，推进医共体内"信息活"

依托牵头医院组建管理中心，对医共体各成员单位行政管理、医疗业务、财务管理（含医保）等工作实行统一管理，提高服务效率，降低运行成本。整合建立医学影像、检查检验、病理诊断和消毒供应等共享服务中心，为医共体内各医疗卫生机构提供同质化服务。

（六）激励约束并重，充分利用考核"指挥棒"

2023 年，自治区医改领导小组秘书处印发了《紧密型县域医共体建设县级权责清单》，明确县级党委政府、医共体管理委员会、县级卫生健康部门和医共体的权责清单，更有利于各地推进医共体建设。制定了《广西壮族自治区紧密型县域医疗卫生共同体建设监测指标体系评分办法》，对各地医共体建设进行监测评价并及时通报评价结果，切实发挥考核"指挥棒"作用。

二、主要成效

（一）医疗卫生服务下沉基层效果初显

2023 年紧密型县域医共体建设监测数据显示，广西 39 个紧密型县域医共体国家试点县（市、区）2022 年度县域内基层医疗卫生机构门急诊占比为 47.8%，比 2021 年增加两个百分点。

（二）县域医保基金使用效能相对稳定

39 个国家试点县（市、区）2022 年度县域内基层医疗卫生机构医保基金占比为 21.5%，高于全国试点地区平均水平（17.3%）；2022 年度住院费用实际报销比为 65.2%，高于全国试点地区平均水平（62.7%）。

（三）基层医疗卫生服务能力进一步提高

截至 2023 年年底，全自治区基层医疗卫生机构服务能力标准达标率为 75.0%（其中推荐标准为 17.1%），超额完成国家服务能力标准西部地区 40% 达标率（推荐标准为 10%）的要求。全区电子健康档案建档率为 93.2%；居民规范化电子健康档案覆盖率为 76.9%；7 岁以下儿童健康管理率、孕产妇系统管理率、老年人规范健康管理率分别达 95.7%、95.3%、65.1%；高血压患者、2 型糖尿病患者规范管理率分别达 78.5%、78.1%；老年人、0～3 岁儿童中医药健康管理率分别为 72.2%、87.3%，各项指标均已达到国家指标要求。

整合资源　建立机制
积极推动全域紧密型县域医共体建设

宁夏回族自治区卫生健康委

近年来，宁夏回族自治区党委、政府高度重视紧密型县域医共体建设工作。2019 年 1 月，自治区党委办公厅、政府办公厅印发《关于开展县域公立医院综合改革试点的指导意见》，将平罗、盐池等 5 个县作为国家级试点县先行试点紧密型县域医共体建设。2020 年 8 月以来，在总结试点经验的基础上，自治区深化医药卫生体制改革工作领导小组、相关部门先后印发《全区全面开展县（区）域综合医改实施意见》《宁夏回族自治区紧密型县域医共体建设绩效评价方案（试行）》《关于积极推进紧密型县域医共体实体化运行的若干意见》，在宁夏全域全面推进县域医共体建设。

一、整合资源，实现医共体"五统一"管理

（一）加快优质医疗资源扩容，带动县域医共体发展

投资 5.2 亿元（其中自治区财政投入 2.2 亿元）与北京大学第一医院合作共建国家妇儿区域医疗中心，先后成立宁夏儿科专科联盟、儿童神经康复专科联盟。启动建设石嘴山、固原市"一南一北"两个省级区域医疗中心。建成呼吸、心血管病、儿童、神经疾病、传染病五个专科类省级区域医疗中心。通过区域医疗中心建设，加快优质医疗资源扩容，建成医疗集团 15 个、专科联盟 48 个、远程医疗协作网 1 个，加大县

级医疗健康总院的支持力度,辐射带动县域医共体服务能力提升。

(二)整合县域内医疗资源,加快紧密型县域医共体建设

全区 14 个县(市、区)建立了紧密型县域医共体,以县(市、区)人民医院为牵头医院,县域内其他县级医院、妇幼保健机构、疾病预防控制机构、乡镇卫生院、社区卫生服务机构为成员,组建县域医疗健康总院,154 个乡镇卫生院、8 个社区卫生服务中心、1 650 个村卫生室纳入医共体范围。赋予医疗健康总院相应权利,由医疗健康总院对各成员单位实行人员、资金、业务、信息、药械"五统一"管理,促进县乡一体、乡村一体,推动形成防治康养管一体化、连续性服务模式。

(三)加大资金支持力度,不断提升县域医共体能力

2023 年,自治区财政投入资金 7.18 亿元,用于基层医疗卫生服务能力提升。**一是**安排 6 亿元资金,实施基本公共卫生服务、县域医共体建设、基层卫生综合改革、基层医疗卫生机构能力提升等项目,提升基层医疗卫生机构防病、治病能力。**二是**安排 1 800 万元资金,支持平罗县、盐池县、青铜峡市 3 个紧密型县域医共体建设暨高质量发展。三是安排 5 000 万元资金,支持 9 个乡村振兴重点帮扶紧密型县域医共体建设,提升县域内医疗卫生服务能力。**四是**安排 5 000 余万元资金,实施全区基层医疗卫生机构新冠病毒感染诊疗能力提升项目,从提升基层急救能力、医疗服务能力、诊断能力、药品保障能力、防护能力五个方面,提高基层医疗卫生机构软硬件水平。

二、建立机制,理顺医共体内部运行管理体制

(一)深化县域医共体人事管理制度改革

自治区卫生健康委会同人力资源和社会保障厅出台政策,支持县域医共体在人员招聘、使用、调配以及岗位设置等方面进行统筹管理,推进县域医共体"县聘乡用",实行编制分类核定、人员统筹管理使用,

由医疗健康总院根据资源配置需要，对内部人员进行统一调配管理。明确县域医共体可对专业技术人员实行自主公开招聘，也可参加全区事业单位统一公开招聘。医疗健康总院领导班子成员由县（市、区）委组织部门实行委任制和任期目标责任制，总院所属各成员单位负责人由总院实行聘任制。医疗健康总院实行全员岗位管理，按照"按需设岗、竞聘上岗、人岗相适、以岗定薪、基层倾斜"的原则，由医疗健康总院统一设置岗位，确定岗位待遇，推进合理轮岗、人岗相适、有序调配、动态调整。

（二）推进县域医共体一体化运行

按照精简高效、节约成本的原则，各县域医疗健康总院依托牵头医院，逐步推进人力资源、财务管理、医保服务、消毒供应、后勤保障等内部管理中心建设，对医共体内各成员单位人员实行统一调配、统一培训、统一绩效和薪酬管理；药品耗材实行统一目录、统一采购；财务管理实行独立账目、成本核算、专款专用、绩效分配、统一支付、统一监管等；建设影像、心电等远程诊断中心，形成"基层检查＋上级诊断＋区域互认"模式。目前，除隆德县和泾源县外，各县（市、区）医疗健康总院均通过成立综合管理中心及业务发展中心等方式，初步形成"人员统一招聘培训、药品耗材统一招标采购、业务统一指导考核"的同质化管理模式。

（三）建立绩效考核评价机制

自治区建成信息化监测评价平台，制定了紧密型县域医共体建设绩效评价方案，建立县域医共体定期监测评价机制，对县域医共体建设情况进行监测评价，评价结果与经费拨付挂钩，以评促建、以评促改。各县（市、区）建立了紧密型县域医共体绩效考核评价体系，突出职能职责到位、医疗能力提升、医防融合有效、分级诊疗落实、居民健康管理、医疗费用控制、群众就医感受等体现公益性考核指标权重，逐步探索考评结果与财政补助、医保支付、工资总额以及院长薪酬、任免等挂钩。

三、上下联动，推动分级诊疗制度落地

（一）发挥医保杠杆作用，引导群众到基层就诊

一是自治区卫生健康委会同医保局印发《关于充分发挥医保调节作用促进分级诊疗工作的通知》，推进医保、医疗、医药协同发展和治理，通过医保支付政策引导参保患者按照医疗机构功能定位有序就医，着力构建"基层首诊、双向转诊、急慢分治、上下联动"的分级诊疗模式。二是进一步完善基本医疗保险差异化待遇保障和转诊转院政策，基层医疗卫生机构报销比例高于上级医疗机构报销比例，引导患者首选基层医疗卫生机构住院就医；医共体内住院向上转诊累计计算起付线，向下转诊不再重复计算起付线，引导患者有序流动。三是将高血压、糖尿病门诊慢特病资格认定医疗机构由原二甲及以上医疗机构下沉到乡镇卫生院和社区卫生服务中心，引导"两病"患者到基层医疗卫生机构看病就医和复诊延方；对居住在偏远地区的"两病"参保患者，在加强基金监管的基础上，开展所在地村卫生室允许报销门诊慢特病费用的试点，减轻群众就医负担。

（二）明确内部成员功能定位，形成上下协同就医模式

紧密型县域医共体内各医疗机构落实自身功能定位和职责，积极引导群众首诊在基层，主动开展按病种诊疗、预约诊疗、网上诊疗。牵头医院主要承担县（区）域内急危重症患者抢救和疑难复杂疾病诊治，逐步减少常见病、多发病和慢性病患者接诊比例，主动将常见病、恢复期和康复住院患者转诊至下级医疗机构治疗。医疗健康总院制定内部双向转诊标准，建立转诊病种目录、双向转诊程序；建立上级医师下基层坐诊、定期巡诊、远程会诊等机制，建立"下级检查、上级诊断"模式，把患者留在乡镇卫生院，促进分级诊疗制度有效落实。2022年，全区县域医共体牵头医院下转患者数量占比达到1.3%，其中8个县域医共体牵头医院下转患者数量占比较2021年上升。

（三）推动优质资源进一步下沉，提升基层医疗卫生服务能力

一是印发《全区落实县域巡回医疗和派驻服务工作实施方案》，根据县域人口流动变动趋势和乡村形态变化情况，建立县域巡回医疗和派驻服务工作机制，对县域内卫生人力不足、服务能力较弱的乡镇卫生院或没有公共卫生医师的卫生院，由县域医共体选派医务人员开展乡级派驻服务，进一步优化县域医疗卫生服务供给。二是持续实施"千名医师下基层"活动，2023 年遴选 975 名二级以上医疗卫生机构医务人员派驻基层医疗卫生机构开展对口帮扶工作，通过临床带教、业务指导及安排基层人员到帮扶医院进修学习的方式，提高基层医务人员的业务素质和专业水平，筑牢基层保健网底。

持续深化医改　全面推进县域整合型医疗卫生服务体系建设

福建省南平市卫生健康委

福建省南平市委、市政府坚持以人民健康为中心，2018年8月印发实施《紧密型县域医共体建设实施方案》，并以紧密型县域医共体建设为契机，持续深化医药卫生体制机制改革，进一步重塑医疗卫生服务体系和整合优化医疗卫生资源，有效解决群众看病难、看病贵、看病远问题。截至2023年年底，南平市共组建医共体10个，实现基层医疗卫生机构全覆盖，全部达到国家紧密型县域医共体评判标准。建阳区、光泽县2个医共体建设入选国家试点，邵武市、武夷山市、建瓯市、顺昌县、浦城县、松溪县、政和县7个医共体建设入选省级试点。

一、主要做法

（一）坚持统筹协调，建设责任共同体

一是履行政府办医主体责任。市、县两级均形成"党政'一把手'挂帅、党委专职副书记统筹协调、政府分管'三医'领导具体抓落实"的医改领导推进机制。党委、政府始终把医改工作抓在手上，以市为单位，高位推进综合改革，与中心工作同谋划、同部署、同推进。同时，10个县（市、区）均成立公立医疗机构管理委员会，由政府主要领导担任主任，成员由编办、发展改革、审计、财政、人社、市场监管、医保等单位组成；医管委负责审定公立医疗卫生机构发展规划、政府投入、大型基本

设施和设备建设、人员配置、院长年薪等重大事项的决策与监督。建立健全政府投入长效机制，2021—2023年落实政府财政投入共计50.9亿元。**二是突出建章立制**。制定下发县域医共体建设相关方案，明确县域医共体建设总体思路、工作目标和工作内容，构建优质高效整合型医疗卫生服务体系，提升县域医疗卫生机构服务能力。10个县（市、区）均制定了《紧密型县域医共体建设实施方案》《公立医院院长目标年薪制管理办法》《公立医院工资总额核定的管理办法》和《医共体章程》等相关文件，全面推进公立医院管理体制和运行机制改革。

（二）实施"八个统一"，建设利益共同体

统一人力资源管理。医共体内人员进出实行统一管理，人员内部调配由牵头医院统一负责。**统一医疗业务管理**。成立医疗质量管理委员会，建立各分院医疗质量管理长效机制，推动医疗质量同质化。**统一财务管理**。医共体设立会计核算中心，负责各成员单位财务管理、核算，各基层分院财务收支实行"集中审核"。**统一绩效考核管理**。医共体内实行统一绩效考核和分配制度，做到多劳多得、优绩优酬，并适当向基层医疗卫生机构医务人员倾斜，合理拉开收入差距。**统一资源配置管理**。医共体内所有医疗资源实行共享，推动检查检验结果互认。**统一集中采购管理**。医共体负责成员单位大宗商品采购工作，并落实药品（耗材）联合采购制度。**统一信息化建设管理**。医共体设立县、乡、村一体化信息平台，实现县、乡镇（街道）医疗机构和村卫生所三级网络信息无缝对接。**统一医保预付管理**。将县域内参保人员医保资金整体打包给总医院，实行"统一预算、总额预付、结余留用、合理超支分担"制度，结余留用的医保资金60%纳入医疗服务性收入。

（三）打造十个中心，建设服务共同体

一是建立医疗资源共享"六大中心"。建立健全区域资源共享机制，打造远程会诊中心、医学影像中心、心电诊断中心、临床检验中心、病理检查中心、消毒供应中心"六大中心"，提高优质医疗资源规模化、集约化利用水平。2023年，县域"六大中心"累计为基层医疗卫生机构

开展服务 76.7 万人次。**二是加强急诊急救"四大中心"建设。**深化县域医共体运行机制改革，推进县域卒中、胸痛、呼吸诊疗、创伤的急诊急救"四大中心"建设，通过设备采购、设施改造、人才培养、流程再造等提高县域急危重症救治能力，2023 年，县域"四大中心"累计为基层医疗卫生机构提供急诊急救服务 14.6 万人次。

（四）建立"六项机制"，建设管理共同体

一是建立分工协作机制。建立县级牵头医院与基层医疗卫生机构长期稳定的分工协作关系，逐步形成"基层首诊、双向转诊、急慢分治、上下联动"的就医格局。**二是建立发展激励机制。**由县级政府设立医共体发展专项资金用于学科建设、医学科研和人才培养、医共体管理、信息化建设以及扶持中医药和妇幼保健事业发展。**三是建立区域资源共享机制。**医共体建立县域医疗服务技术、协作和信息三大平台，为下级医疗卫生机构提供一体化服务。**四是建立现代医院管理和人才流动机制。**建立有利于引进人才、留住人才、促进优质医疗资源下沉的人才流动机制，形成规范有效的医疗服务体系。**五是建立双向转诊机制。**明确各级医疗卫生机构功能定位和服务清单，对确需到上级医院诊治的患者，基层首诊医生应主动与上级医院联系，上级医院应建立转诊绿色通道。上级医院病情稳定的患者，可根据康复情况直接转诊到乡镇卫生院（社区卫生服务中心）。**六是建立业务指导和培训机制。**充分发挥医共体的人才、专科优势，安排主治医师以上职称专业技术人员定期到各基层医疗卫生机构指导，开展巡回查房、疑难病例讨论和业务培训。

（五）聚焦基层健康治理，创新全民健康网格化服务

一是强化高位推动、分级统筹，织密健康治理"一张网"。坚持"大卫生、大健康"理念，统筹政法、卫生健康、医保、民政、财政、农业农村、红十字会等 16 个部门力量，推动构建市、县、乡、村高效联动的全民健康网格化服务体系与管理机制，逐步将原先分散在各部门的健康相关资源要素进行归集，整合导入基层网格，不断提升基层健康服务保障质效。**二是强化行政管理、专业服务，扩容健康治理"守门人"。**实施

双线并进、优势互补，通过基层人员兼职服务、下派专家多点执业等方式，汇聚多方力量，加快打造一支守护全民健康的服务队伍。全市共组建"4+N"团队 974 支，其中有县级专科专家 711 名、健康网格员 5 439 名，有效缓解了基层医务人员不足的问题。**三是强化多方联动、共建共管，完善健康治理"服务链"。**着眼于全方位全周期保障全民健康，实施"健康素养提升、健康服务优化、医保服务便民、公共卫生创建"四项重点行动"进网格"，做实做细签约服务。目前，全市高血压、2 型糖尿病患者规范管理率分别达 88.9%、88.1%，同比提升 2.8 个、2.3 个百分点，初步形成"未病早预防、小病不出村、大病能会诊、慢性病有管理、转诊帮对接"的全程健康服务链。**四是强化全民动员、社会参与，增强健康治理"聚合力"。**注重引导慈善机构、数字化技术等多方多元力量协同，对接、吸引国资国企和各类提供健康服务的经营主体主动融入全民健康网格化服务，打造共建、共享、共融、共通的多方协同机制，探索市场化运作和购买第三方服务模式。全市各部门通过开展"探访关爱""为母亲送健康"公益募捐等方式，发动市县慈善总会、在外商会、乡贤、爱心企业累计筹资 1 000 余万元。

二、取得成效

（一）基层医疗卫生服务能力显著提升

通过医共体建设，进一步补齐了基层医疗卫生短板，推进优质医疗资源扩容和均衡布局，有效破解了医疗资源总量不足、区域分布不均衡问题，提升了基层医疗卫生服务能力。南平市 138 家基层医疗卫生机构，积极开展"优质服务基层行"活动，11.6% 的机构（16 家）达到推荐标准、82.6%（114 家）的机构达到基本标准，建成社区医院 12 家，基层医疗卫生机构门急诊人次占比达 60.6%。

（二）群众就医获得感明显增强

医共体在构建"基层检查、上级诊断、县域互认"模式的基础上，实行检查检验结果互认。截至 2023 年年底，全市上传检查报告 107.2 万份，上传检验数据 853.6 万份，检查、检验结果互认引用数据 20 983 份，涉及互认金额 16.4 亿元。医共体总医院下沉优质医疗资源到基层，建立巡诊机制服务群众，全市下派的医务人员共接诊患者 46 411 人次，病例讨论 1 068 次，开展业务培训 6 968 人次，送医上门服务 547 次，住院次均费用由 2022 年的 7 557.8 元降至 2023 年的 7 110.5 元，患者医疗费用明显降低。

精准破解难题　高质量高效率
推进县域医共体建设

河南省南阳市卫生健康体育委员会

　　近年来，河南省南阳市委、市政府坚持以人民健康为中心，针对基层群众"看病难""看病贵""看病远"的问题，围绕紧密型县域医共体建设，以"四个加强"措施破难题、增动力、添活力。同时，以建设全国中医药高地为契机，把探索创新医防协同深度融合发展新模式助力中医药创新传承发展，作为深化医药卫生体制改革、实施健康南阳建设的关键一招，持续推动医疗卫生工作重心下移、医疗卫生资源下沉，全市县域医疗卫生服务能力和供给效率显著提升，群众的满意度、幸福感和获得感不断提高。

一、加强统筹协调，着力破解"权责不清"问题

　　在市委、市政府的高度重视和统筹部署下，各县（市、区）均成立了以党委、政府主要领导为组长的高规格医共体管理委员会，统筹协调医共体的规划建设、投入保障、项目实施、人事制度安排、考核监管等重大事项。各医共体同步设立党委，建立书记、院长定期沟通和党委领导下的院长负责制，实行医共体党委会和院长办公会议事决策制度，彰显县乡医疗卫生机构"一家人"、人员使用"一盘棋"、财务管理"一本账"的大家庭共荣共享作用。宛城区将区卫生健康委所属 16 家公立医疗卫生机构的人财物移交给牵头医院（南阳市第二人民医院）统一管理，由区医疗集团理事长兼任集团党委书记，对成员单位的行政、人员、业务、

药械、财务、绩效、信息等实行统一管理,承担"办医责任";区卫生健康委落实行业监管职责,承担"管医责任"。

二、加强政策支持,着力破解"动力不足"问题

一是充分发挥医保支付在调节医疗资源配置、规范医疗服务行为中的杠杆作用。全面推行医保基金"总额预付、结余留用、合理超支分担"的激励约束机制,促使医疗机构立足功能定位提升服务能力,激发运行活力,有效引导患者和医保资金向县域及乡村回流。**二是严格按照"两个允许"的要求,提高医疗卫生机构人员工作积极性。**建立医疗卫生机构人才编制"周转池"制度,有效化解以往"无编可用""有编不用"问题。积极推进医疗机构薪酬制度改革,重点向临床一线、关键岗位、业务骨干和有突出贡献的人员倾斜,鼓励引导业务骨干深入乡村开展工作,真正实现优绩优酬,多劳多得。

三、加强资源共享,着力破解"服务不优"问题

推动各县(市、区)建成心电、影像、会诊、病理、检验、供应六大远程中心,构建上联省市、下联乡村的五级远程诊疗服务体系,实现"基层检查、上级诊断、报告共享",既较好地解决了乡镇卫生院基础医疗设施不全、看病就医服务水平不高等问题,又让患者就近就能享受专家提供的医疗服务,有效降低了基层患者外转率。村卫生室有了云心电设备,能在最短时间内给出准确诊断、危险评估,及时进行正确处置,有效提高了急性心肌梗死、急性脑血管意外事件、急性创伤等急危重症的救治率。同时,充分发挥南阳市中医药优势,组建县、乡、村三级家庭医生团队,加强慢性病患者管理,做好健康随访、健康教育、健康档案管理,基本实现家庭医生签约服务全覆盖,做到"签约一人、履约一人、做实一人、做细一人、满意一人"。

四、加强"三个支撑"，着力破解医防融合发展"激而不活"问题

一是强化人才支撑。 为加快基层医学人才培养工作，推进健康乡村建设，开展专科订单定向医学生培养计划，进一步破解基层卫生人才匮乏的瓶颈，助力健康南阳建设。2022 年南阳市卫生健康体育委员会、南阳医学高等专科学校共同牵头实施南阳市专科订单定向医学生培养计划。按照"院校培养、县级签约、乡镇使用"的原则，依托南阳医学高等专科学校，在 2022—2026 年，每年招收约 200 名订单定向普通专科（临床医学专业）医学生，订单定向医学生毕业后在乡村医疗卫生机构服务时间为 6 年。此计划将为基层培养大批合格的卫生人才，助力基层医疗卫生服务体系建设、推进家庭医生签约服务、建立分级诊疗制度。开展"岐黄工程""仲景学者"工程，培养和造就一大批领军人才、青年拔尖人才。先后建立国医大师工作室 2 个，培育引进国家名中医 2 人、省级名中医 3 人、市级名中医 20 人、高层次经方人才 100 人。积极做好农村订单定向免费医学生培养、中医类别全科医生规范化培训、中医类别全科医生转岗培训、中医师经方培训和适宜技术培训等，不断提升县乡中医药事业单位专业技术岗位结构比例，创新完善基层中医药人才培养、选拔、流动和职称晋升机制，基层中医药人才队伍不断加强。

二是强化科技支撑。 各县（市、区）在逐步完善医共体信息平台的基础上，筹建一流的中医药传承创新平台——张仲景实验室，按照"1＋5＋N"模式打造（"1"即 1 个实验室总部；"5"即 5 个研究中心，仲景经方研究中心、经方大数据研究中心、艾草研究中心、道地药材种植培育研究中心、中药现代化产业研究中心；"N"即设立 N 个研究基地）。从市级实验室做起，积极申报河南省重点实验室，争创国家中医药局重点研究室。

三是做实家庭医生签约服务。 发挥中医特色，全市组织 1 万余名中医师为居民家庭开展点对点签约服务，与签约居民建立"双向沟通、即时联系、预约诊疗、定期回访、常态巡诊"等机制，强化"一老一少一

残一低保一优抚"重点人群和慢性病管理,辖区居民可随时与包片中医师联系,由包片中医师为居民家庭提供上门服务、错时服务、预约服务等健康服务。

截至 2023 年年底,13 个县(市、区)已按医共体建设要求挂牌成立 18 家医疗健康服务集团,覆盖 215 家乡镇卫生院、30 家社区卫生服务中心,医防融合新模式基本建成,基本实现了院前、院中、院后一体化健康管理服务模式。县域基层医疗卫生机构门急诊占比稳定提升,县域内住院人次占比、县域内医保基金支出率、基层医疗卫生机构医保基金占比均显现出对基层就诊的拉回效应。2022 年,城乡居民医保住院费用实际报销比由 2021 年的 49.29% 增长到 51.66%;签约服务有序推进,全市常住人口 962.9 万人,签约 874.6 万人,65 岁以上常住居民 131.4 万人,签约 123.9 万人,签约率达 94.3%。居民健康素养水平达 29.8%,均优于全国平均水平。

紧密协同　融合发展
全面推进紧密型县域医共体建设

广东省江门市卫生健康委

2020年5月,广东省江门市正式启动紧密型县域医共体建设。市委、市政府高度重视基层医疗卫生健康保障,始终坚持以人民健康为中心、以强基层为重点、以改革创新为动力、以信息化建设为引擎,推动优质医疗资源下沉、服务重心下移,完善分级诊疗服务体系,提升基层医疗卫生服务能力,逐步形成"县级强、乡级活、村级稳、上下联、信息通"的紧密型县域医疗卫生服务新格局,建设成效明显,江门市成为全省首批实现紧密型治理全覆盖的地级市,连续两年紧密型县域医共体绩效评价全省排名前三,连续两年获广东省卫生健康委等多部门联合通报表扬。

一、主要做法

(一)落实"四级联动",夯实责任共同体

一是坚持市级高位推动。 市委、市政府将紧密型县域医共体建设列入市委全面深化改革委员会改革工作安排、百千万工程、乡村振兴战略等政府重点工作任务,为县域医共体建设注入多方动力。**二是坚持县区主导谋划。** 各县(市、区)均成立以市委书记或市长(区长)担任主任,编办、卫生健康、财政等多部门为成员的县域医共体管委会,为县域医共体建设"出谋划策"。**三是坚持医共体总院统筹协调。** 各医共体总院成立医共体理事会,总院党委书记任理事长,各成员单位主要负责

人任理事，"一盘棋"均衡谋划医共体整体发展，为县域医共体建设"筑基塑形"。**四是坚持基层提质增效。**将78家基层医疗卫生机构和786家村卫生站/室纳入各自县域医共体组织架构，增强分级诊疗服务运行效能，为县域医共体建设"搭梁架柱"。

（二）实现"四个深化"，筑牢管理共同体

一是深化人员统一管理。市级制定"县招县管镇用"制度，指导台山市建立编制"周转池"，突破医共体内人员流动受编制限制。**二是深化财务统一管理。**市级加强财务资金成本和绩效管理，实现财务管理"一本账"，鹤山市被广东省选为县域医共体财务统一管理标杆县建设试点，建设经验在全市推广。**三是深化药品统一管理。**推行县域医共体总药师制度，实施药品目录"一张表"、采购"一张单"、配送"一条线"管理。2023年，总药师组织药学专家团队为基层分院开展药事管理培训33场，参与培训人员累计2 786人次，医共体总院帮扶分院药械统一采购1.20万单，较2022年增加103.3%。**四是深化信息统一管理。**在依托广东省远程医疗信息系统、江门市区域卫生信息化平台建成检验、影像、心电、临床病理诊断和消毒供应"五大中心"基础上，新增胸痛中心、卒中中心、创伤中心、危重儿童和新生儿救治中心"四大中心"，全市医共体总院为分院提供"九大中心"服务（含远程）14.4万人次，较2022年增加159.8%。

（三）实施"三项帮扶"，打造服务共同体

一是帮扶县域做强"龙头"。江门市卫生健康委发挥"纽带"作用，统筹省、市级8家三甲医院组派紧密型帮扶团队9个共计48人进驻医共体县级医院，提升其专科建设和医院管理能力。**二是帮扶基层做精专科。**医共体总院对基层分院实施"一院一策"精准帮扶，量身打造分院特色业务发展计划。雅瑶分院臭氧特色专科和桃源分院慢性病医防协同科被评为江门市基层特色专科；址山分院中医科获得"江门市示范性中医馆"称号。医共体总院选派骨干专家团队93个，共计603人下沉基层分院，推进联合门诊、联合病房建设，全市建立联合门诊70家、

联合病房 72 家,实现医共体成员单位全覆盖。**三是帮扶做实慢性病管理**。开平市总院利用"慢性病地图"信息化平台将新发的 6 358 条高血压、糖尿病数据下发至各分院,保障患者得到系统连续的治疗。鹤山市构建镇政府卫生健康专干、村委专干、村医为一体的慢性病服务团队,设置专项经费奖励首诊医师新发现管理慢性病患者,新发现管理 1 例高血压患者补助 25 元、1 例 2 型糖尿病患者补助 35 元,慢性病患者管理人数大幅上升。

(四)落实"三项机制",形成利益共同体

一是完善利益增量共享分配机制。创新建立医共体内县镇利益增量激励性分配"双赢"机制,医共体内受帮扶的分院年度有效医疗收入(扣除药品、耗材收入)增长速度达到所在镇财政预算收入增长速度的 50%,总院可参与分院有效医疗收入增长额的分配。以鹤山市人民医院医共体为例,近两年总院获得分院"反哺"激励性绩效近 75 万元,促进了医共体良性运行。**二是落实检查检验结果互认共享机制**。市县两级财政共同筹资,投入 5 100 万元,搭建江门市区域卫生健康信息化平台,在全市基层医疗卫生机构实现门诊、住院电子病历、远程影像、心电图片、检验结果等系统化管理,推进检查检验结果互认共享。**三是落实长效保障机制**。按照国家标准落实基本公共卫生保障经费,2022 年江门市实际到位基本公共卫生服务项目经费人均 87.05 元,超过人均 84 元的标准要求。2021 年以来,鹤山市每年安排县镇两级财政资金兜底化解医共体分院历史债务,合计投入 6 260 万元,同时安排 1 311 万元补助基层医疗卫生机构政策性亏损,促进医共体良性运行,保障医共体建设"轻装上阵"。

二、取得成效

(一)分级诊疗成效加固

2023 年上半年,江门市市域内住院率达 97%,高于广东省平均水

平（95%）；县域内住院率较 2022 年同比上升 0.4 个百分点。2023 年，总院远程诊疗分院患者超 3.2 万人次，较 2022 年提升 4%，分级诊疗格局持续优化。

（二）强基帮扶效果明显

全市县域医共体基层分院达到"优质服务基层行"基本标准和推荐标准 50 家。全市能够开展二级、一级手术的一般乡镇卫生院较 2022 年分别增加 9 家、8 家。100% 的基层医疗卫生机构规范设置中医药诊疗服务区。医共体总院帮扶基层分院开展新技术、新项目 93 个，较 2022 年增加 11 个，基层医疗卫生服务能力持续提升。

（三）群众健康获得感明显提升

县域医共体总院骨干专家在基层开展诊疗服务超 3.4 万人次，会诊 7 827 次，合作手术 423 台，协助基层分院开展四级和三级手术 117 台次、二级和一级手术 645 台次。高血压、糖尿病患者基层规范管理服务率分别达 80.9%、78.5%，血压、血糖控制率分别达 72.0%、66.4%，群众在家门口就能享受到更优质的医疗服务。

"四个抓手"整市推进紧密型县域医共体建设

陕西省安康市卫生健康委

陕西省安康市全面落实党中央、国务院和省委、省政府的决策部署，以构建"资源共建共享、管理同质同标、服务优质高效"的整合型医疗卫生服务体系为目标，高位推动、全面布局，整市推进县域医共体建设。

一、抓体制机制创新，县域医疗服务体系向整合型转变

各县（市、区）政府准确把握县域医共体建设方向，在体制机制、医疗、医保、医药等方面进行统筹规划、协调推进、放权放手，有效激发医共体提供整合型服务的内生动力。**一是集中优势资源，构建"总院＋若干分院"的服务医共体**。全市各县区均采取"总院＋若干分院"的管理架构，充分赋予医共体总院管理自主权，17 家县级医院牵头对 161 家乡镇卫生院进行管理，实现乡镇卫生院由县级医院直管"全覆盖"，有效提升了基层医疗卫生服务水平。向基层分院投入资金 694 万元，下派专业技术人员 1 218 人次，提升基层分院机构标准化、专业化服务水平。改革两年来，全市医共体总院共新建临床专科 40 个，开展业务培训 9 710 人次。**二是推进人事制度改革，打通人员流通难题**。人事编制部门将县镇医疗卫生机构编制进行重新核定，推行编制备案管理，10 个县（市、区）全部实行人员自主招录和备案制管理，纳入备案制管理的人员达 2 192 人，县域卫生技术人员五年净增 1 931 人，增长 18.9%；县级牵头

医院加强人员统筹管理,逐步建立能进能出、能上能下的用人机制,打通人员流通难题。**三是加强财务统筹管理,提高财务监管的专业性。**建立医共体总院财务管理中心,实行统一管理、分户核算,全面做好医共体内财务预算管理、审计监督,提高财务监管的专业性。**四是实行医保基金总额预算,提高医保资金使用效率。**将医保基金按人头打包预付给县级牵头医院,建立结余留用、合理超支分担机制,在汉阴、石泉2个县开展基金包干试点,医保资金使用效率有所提升。

二、抓服务能力建设,城乡医疗服务水平整体提升

按照县级医院管理基层、利益机制联结上下、服务质量整体提升的思路,全力推动优质医疗资源下沉,不断缩小城乡医疗服务供给差距。**一是提升医共体牵头医院能力,**落实"组团式"帮扶措施,强化与省内外高水平医院的合作帮扶机制,省内省际三级公立医院对10个县(区)的县级医院对口帮扶实现"双重"覆盖,建立专科联盟30个、指导新建专科9个、开展新技术新项目580项。6家县级医院全面实施能力提升"千县工程",其中2家县级医院开展三级医院创建,启动6个全国基层中医药工作示范县创建。全市急诊急救"三大中心"(胸痛、卒中、创伤中心)覆盖所有县区。通过对牵头医院的对口帮扶,县级医院三级、四级手术量两年增加6 747例、出院人数增长1.6%。**二是县级医院对基层管理更加紧密,**通过建立影像、心电、检验、药事管理等医疗业务中心,委派副院长到基层分院任职、派出医疗质控团队抓基层业务、派驻专家在基层坐诊、绩效分配向基层倾斜、新增人员向基层配置等手段,不断提升基层服务同质化水平,累计有71个乡镇卫生院达到"优质服务基层行"活动服务能力基本标准、13个乡镇卫生院达到推荐标准,"国医馆"实现镇级全覆盖,远程医疗实现"镇镇通",乡镇卫生院总诊疗量两年提升了9.2%。**三是推行检查检验结果互认。**加强检查检验质量控制,县域医共体内22家县级公立医院的19项检查检验项目在全市实现结果互认,并通过省级验收。**四是镇卫生院对村卫生室实行"镇村一体化"管理,**乡村医生薪酬待遇和养老得到保障、队伍保持稳定,74.9%的村卫生室

能用中西医技术防病治病。全市基层医疗卫生机构诊疗量占比较上年度提高 1.1%。

三、抓利益联结机制，医共体内紧密合作不断深化

一是建立绩效考评机制。以提高医疗质量和服务效率为中心，制定医共体绩效考核办法，将医院公益性质、医疗费用控制、医院管理和运行效率以及社会评价等内容列为主要量化考核指标，各县（区）医改领导小组每年对医共体总院开展 1 次全面考核，财政、卫生健康、人社、医保等部门参与，将考核结果作为绩效工资总量核定、主要负责人薪酬发放的重要依据。5 个县（区）对医共体总院主要负责人实行年薪制，目标年薪设定在 20 万元以上，加强目标考核，促进精细化管理。全市各个医共体总院对所有基层分院的管理水平、服务效能开展考核评价，引导各基层分院做好公共卫生、基本医疗、健康管理、家庭医生签约等各项服务。所有医共体基层分院全部实行公益一类保障、二类绩效管理，在职职工年均收入两年增长 15%，达到同级事业单位平均薪酬水平的 1.5 倍以上。**二是规范诊疗秩序。**建立基层首诊、双向转诊、急慢分治、上下联动的分级诊疗制度，制定了医共体总院和各基层分院疾病诊疗目录，明确转诊流程，将分级诊疗、慢性病管理和签约服务融合衔接，对慢性病下转患者进行定期随访和全程跟踪，乡镇卫生院总诊疗量两年提升 9.2%，家庭医生重点人群签约率两年提升 2.7 个百分点。**三是推行医保总额预付。**在试点县探索将医保基金按人头打包给医共体，由医共体总院监管各成员单位的医保基金合理使用情况，使成员单位主动控费，基金结余部分由县级医院、乡镇卫生院、村卫生室按比例进行分配，医疗机构由单打独斗变成抱团取暖，全面携手共进，共同做好一体化服务，医疗资源和医保资金得到节约，群众对县域医疗机构满意度达到 95%。

四、抓医防协同建设，全方位全周期健康服务得到促进

医共体总院全部成立公共卫生管理服务中心，部分总院设立了专

门的慢性病管理中心，全面加强医共体公共卫生项目、健康教育、慢性病管理等工作，定期到各基层分院开展工作指导和督导检查，推动预防关口前移。全市组建了由医共体牵头，县镇医疗机构医生、公共卫生人员和村医组成的家庭医生团队1 907个，全部向社会公布服务电话，24小时提供健康咨询等各类服务。大力推行"互联网＋家庭医生签约"服务，线上签约人数达到174.7万人，逐步让重点慢性病能在基层"防得到、管得好"。加强"一老一小"等人群健康管理，全市新生儿死亡率降到2.1‰，孕产妇死亡率下降至6.7/10万，人均预期寿命达78.4岁，居民健康素养水平以4%的速度稳步增长。全市基本公共卫生服务项目绩效考核排名全省第二。

汉阴县医共体建设"1522"模式入选国家典型案例，得到省委主要领导批示推广。全省医改工作现场会先后于2019年、2023年在安康市召开。2023年获省政府落实有关重大政策措施真抓实干成效明显通报表扬和激励。

重构体系　改革赋能
高质量推进紧密型县域医共体建设

甘肃省庆阳市卫生健康委

甘肃省庆阳市抢抓实施国家公立医院改革与高质量发展示范项目重大机遇，贯彻落实省、市"强县域"决策部署，持续深化综合医改，着力提升服务能力，建立了"总医院管理、一体化运行、防治管结合、接续化服务"新模式，探索了经济欠发达地区紧密型县域医共体建设新路子。2023 年 9 月，甘肃省卫生健康委、医保局在庆阳市召开全省紧密型县域医共体现场推进会议。

一、聚焦机制创新，高位推动建体系

坚持党政主导、先行先试，打破固有体制，构建县域医疗卫生服务新体系。**一是强化保障**。市级成立书记、市长任双组长的医改领导小组抓统筹，出台《深化医改三年行动计划》《进一步深化公立医院改革若干措施》等一揽子政策，强设计；县（区）组建以书记、县（区）长为主任的医共体管委会促落实；组织、编办、财政、人社等部门协同配合疏堵点。**二是创新机制**。在庆城县、西峰区率先成立"一体化运营、中心化管理"的县域医共体总医院，设置"一办六中心"（即：党政办公室、运行管理中心、健康促进中心、中医药服务中心、信息化服务中心、医保监管中心、财务审计中心），在保持医共体各医院"法人资格、机构性质、人员身份、投入方式"不变的基础上，实行"七统一"管理（即：统一行政、财务、人事、业务、药品耗材、绩效考核、信息化管理）和医管委领导下的总院长负责制,制定医共体章程,划定权责清单,有效建立了支持医共体运行的人事任免、投入保障、薪酬待遇、医保支付等政策保障机制。**三是严格考评。**制定《医共体综合考评办法》,从服务提供、综合管理、可持续发展、群众满意四个维度对牵头医院进行综合考核,考核结果与政府补助资金、医保基金拨付挂钩,形成了分工明确、权责对等、上下一体、高效统一的医共体管理运行体系。

二、聚焦三医联动,深化改革强支撑

深入贯彻落实"保基本、强基层、建机制"要求,持续深化基层卫生综合改革,推动医共体高效运行。**一是改革医保支付方式。**按照"总额预付、结余留用、合理超支分担"的原则,将城乡居民基本医保基金(在扣除大病保险基金、风险调剂金和普通门诊统筹金后)不少于95%的部分与基本公共卫生服务项目经费、家庭医生签约服务经费统一打包交由医共体牵头医院管理使用,实行年初预付、按月结算、年终清算,超支与医保共同承担,结余留用资金纳入医共体医疗服务性收入,分配与县、乡、村医疗卫生机构绩效考核挂钩,促进医疗机构由被动监管向主动控费转变。**二是改革人事薪酬制度。**在县(区)全面推行编制备案制,下放基本编制调整、人员控制数分配与使用核准、内设机构设置权限。医共体内编制资源统筹使用,实行"按需设岗、竞聘上岗、以岗定薪",建立动态调整机制,促进人员合理流动。落实医共体内部薪酬分配自主权,推行管理岗位"年薪制"、全员"工分制"模式,收支结余在提取基金(购买医疗责任保险、提取职工福利基金和事业发展基金等)后,重点用于临床一线、关键岗位、基层医务人员绩效奖励。**三是改革药品采配制度。**实行医共体药品耗材统一采购、配送和监管,统一用药目录、自由流动处方,推进药品供应和药学服务同质化。牵头医院建立药事管理委员会,配备总药师,设立中心药房,对成员单位药房管理、合理用药等进行监管,有效推进临床合理用药。

三、聚焦服务升级，优化资源提能力

持续优化县域医疗卫生体系链条和服务链条，构建"县级强、乡级活、村级稳、上下联、信息通"的服务格局。**一是"标准化"提质。**依托医共体总院全面建成五大救治中心，紧盯县域疾病谱前十位病种，集中力量开展技术攻关，建成国家、省级临床重点专科 18 个。开展驻点式帮扶和专家医疗队巡回指导，总医院累计选派 645 名骨干医师到基层坐诊查房，开展现场教学和技能培训 3 889 人次，支持基层建设特色科室，拓展新技术、新业务 35 项，下转患者 4 038 人次，有效实现了"借梯上楼"。2023 年年底，基层就诊率达 57.3%，县域内住院量占比达 80.7%，呈逐年上升趋势，患者逐渐回流县域、下沉基层。**二是"信息化"赋能。**由医共体总院牵头建成县乡一体化信息平台，联通县域五大医学中心，出具心电、影像、检验诊断报告 65 939 份，开展远程会诊 1 496 例，实现了医共体内检查、诊断、带教、会诊集约化运行。依托示范项目，推进"138＋21＋7"（即：1 个卫生健康大数据中心、3 个城市医联体、8 个县区医共体、21 个智慧医院、7 个场景应用）区域信息一体化布局，建设集医疗信息、医保监管、医疗协同、医防融合、绩效评价为一体的医共体信息化智能平台，为患者提供全流程、个性化、智能化医疗服务。**三是"多元化"服务。**建立县乡村三级慢性病管理体系，在医共体总院成立 12 个健康管理中心，10 个中医"治未病"中心，在基层设立 59 个慢性病联合门诊，将县级医院专科医生纳入家庭医生团队，引导家庭医生"治未病""管慢性病"，将"预防为主"理念贯穿到健康管理和医疗服务全过程，开具健康教育等非药物处方，提供中医特色服务，逐步形成"未病早预防、小病就近看、大病能会诊、慢性病有管理"的医防融合服务模式。

第二部分

医保与医防融合

打造数字医共体 共享健康优服务

江苏省盐城市东台市卫生健康委

近年来,江苏省盐城市东台市认真贯彻落实深化医改工作部署要求,先行先试,稳扎稳打,积极推进"数字医共体"建设,卫生健康事业实现高质量发展,市域就诊率稳定在 90% 以上,基层诊疗量占比达 75%,被表彰为全国健康城市建设示范市和样板市,公立医院改革、基层卫生工作连续 6 年获省政府真抓实干表彰。

一、突出"三医联动",实现体制机制新突破

以体制机制改革创新为抓手,实施"三医"联动改革,医改任务明确为"三项改革、十项行动"。**一是治理制度改革**,建立深化医改领导小组,实行"双组长"制,组建医共体办公室,统筹管理人员、财务、药耗、质量、信息、医保。医共体办公室下设"十大管理中心",形成系统一体、职责明确的治理体系。建立医改成效监测评价体系,动态跟踪 50 个核心指标,每月分析研判,统筹调度推进。**二是医保制度改革**,将医共体成员单位结算基金、调剂金、准备金和异地就医基金全部打包给医共体,由医共体办公室拟定方案,通过"五大考核体系"进行"二次分配",按月核拨、年终清算。同步推进药品耗材"公开谈判",以医共体为单位,联合纪委、审计等部门共同拟定谈判规则,集中采购、公开议价、压降费用,发挥医保基金"最大效益"。全面推进"药品拆零",运用"合理剂量",实现"精准治疗",医疗机构处方拆零率达 100%,拆零处方占比

达 72.2%，药占比由 37.7% 下降至 31.1%，医疗服务性收入占比从 23% 上升到 27.2%。**三是薪酬制度改革**，科学核定医共体成员单位绩效总量，公立医院绩效水平达到其他事业单位的 2 倍，每月由医共体办公室考核确定。建设院长驾驶舱，构建"四方满意、群众健康、医疗质量、服务能力、运行效率"五大考核体系，兑现每月考核结果。

"四方满意"，建立群众、医生、医院、政府满意度评价体系，实行"每病必评"，每月统计、通报、排名，促使服务质量不断提升，患者、医生满意度同比上升 7.2%、8.1%。"群众健康"，建设健康随访中心，构建"纵向到底、横向到边"健康管理体系，纵向以龙头医院牵头，建立专病管理协会，10 类 50 种疾病"一病一协会"，一条线管到底；横向以乡镇卫生院承接，建立网格管理联盟，341 个网格，一张网全覆盖。通过医疗质量、服务能力、运行效率的"考核组合拳"，重点考核医疗质量安全、专科能力建设及精准治疗、精准用药，促进医疗能力提升，全市病床使用率达到 80.3%，同比增长 15.1%；住院次均费用为 7 722 元，同比下降 4.7%；住院次均药品费用 2 061 元，同比下降 7.7%；住院市外转诊率 9.6%，同比下降 9.9 个百分点。

二、建强"十大中心"，实现智慧健康新跨越

建成"数字健康驾驶舱"，打造覆盖全域、没有"围墙"的三级医院，优质资源瞬间集聚，群众在基层直接享受三级医院服务。**一是检查检验数字化协同**。构建临床检验中心，实现镇村采样、物流送检、实时反馈，全面提升区域检验诊疗水平。构建心电诊断中心，服务延伸到基层，实现基层心电检查、信息实时传输、结果实时反馈。构建影像诊断中心，推进核磁、计算机体层成像（CT）等检查设备并网运行，实时传输、实时读片、实时会诊，实现县镇服务一体化、检诊结果同质化。**二是求医问药零距离互动**。构建智慧急救中心，"1 + 11"急救资源统一调度，网格派车，实现"上车即入院"。构建远程会诊中心，市镇村全覆盖，对上接入省内外三甲医院，对内四级医疗机构全部并网运行。构建区域审方中心，组建专业药师力量，集中办公、审方和反馈，每方必审，实

现精准诊疗。**三是院外服务个性化供给**。构建健康随访中心，医共体龙头单位遴选病种、专病专管，成员单位划片包干、跟踪管理。构建送医送护中心，依托互联网医院，群众线上下单，网格管理，划片包干，实现上门诊疗、护理等服务。构建药物配供中心，建设区域云药房，基层单位开具处方，连接区域审方中心，统筹物流配送，精准送药上门。构建消毒供应中心，承接基层医疗卫生机构医疗器械消毒供应。"十大中心"实施以来，年均服务 25 万人次，带动基层医疗服务质量同步提升，大型医用设备检查阳性率上升到 91.9%、处方合格率上升到 99.7%，抗菌药物处方占比下降至 12.8%，累计节约群众看病就医费用超亿元。

三、坚持"内联外合"，实现医疗能力新提升

率先布局四级医疗服务体系，增加医疗服务供给，提升医疗服务能力。**一是"大投入"建强阵地**。市人民医院南院区全面启动建设，高标准建成临床、急救、慢性病、管理、信息"五大中心"；市中医院新建成东院区，建成江苏省中医院分院、扬州大学医学院临床医院。6 个区域中心全面提升诊疗、急救、培训、健康促进"四大功能"，5 家创成二级医院。14 家乡镇卫生院达国家推荐标准，328 个村卫生室全部达省定标准，高标准打造 100 个省甲级村卫生室。**二是"新三名"带动专科**。大力实施"一流医学专科、一流医疗人才"战略，系统推进人才培养"八项工程"，年均人才增量 300 名以上、硕士以上高层次人才 40 名以上。遴选 50 名学科带头人，动态管理 120 名优秀青年技术人才和 118 名基层骨干。建成 2 个名院分中心、40 个名医工作室，评选 50 个东台市级重点专科，创成江苏省、盐城市重点专科 30 个，省、市基层特色科室 59 个，三级、四级手术占比达 66.3%，其中四级手术 8 208 例，同比增长 53.3%。**三是"强合作"提升能力**。针对恶性肿瘤等 10 个主要外转病种，与上海市第一人民医院、上海市肺科医院、上海交通大学医学院附属胸科医院、南京鼓楼医院等三甲医院在医院管理、专科建设、人才培养等方面深度共建，年均开展新技术、新项目 60 项。每周都有名医"大咖"到东台坐诊、讲课、手术，做靓做实"名医有约"品牌，每年邀请专家 1 000 余人次，柔

性引进专家 120 名，累计开展新技术 76 项、新项目 158 项。

四、坚持"预防为主"，实现健康管理新成效

树牢大健康观，坚持"防在前"，突出"治未病"，管好"全周期"，建设医防融合的健康管理体系。**一是推进"医防融合"**。建设健康随访中心，由市人民医院、市中医院分别牵头两个健康管理片区，负责具体病种的统筹管理，系统互联互通、自动抓取比对，高危易感人群按照"一人一档"，全部推送至"健康数据库"，由专病协会进行管理；乡镇卫生院根据协会要求，建立网格健康联盟，管理团队进网入格，跟踪随访、发现问题、主动干预、及时转诊，重点人员健康管理率达到 78.1%。自主开发东台市健康管理中心 app，群众以健康生活方式，获取"健康积分"，兑换健康服务，健康关口再度前移。**二是盘活"联合病床"**。构建"联合病床 1＋1"分级模式，患者入院前期救治在龙头、后期康复在基层，统一治疗团队、同质化服务。建成"云端总药房"，从村卫生室到龙头医院，用药目录上下同步，信息化集中审方，配供中心直接送达，双向转诊率达到 42.0%。**三是做靓"东亭中医"**。创成全国基层中医药工作先进单位，建成省、市级中医重点专科 11 个，拥有省、市级名老中医和重点人才 18 人，年均开展新技术、新项目 30 项。大力推进"镇 15＋X""村 8＋X"中医药适宜技术，镇镇建成中医馆、村村拥有中医阁，创成五级中医馆 3 个、四级中医馆实现全覆盖。中医诊疗人次占 29.8%，中医逐渐成为群众基层健康服务"必选项"。

以支付为杠杆撬动健共体转型
打造三医协同治理 2.0 版

浙江省湖州市德清县卫生健康局

近年来,德清县认真践行党的二十大报告关于"促进医保、医疗、医药协同发展和治理"的重要论述精神,全面推进以紧密型县域医共体建设为主抓手,以医保支付方式改革为总牵引的县域综合医改,有效撬动县级公立医院高质量发展,促进紧密型县域医共体向以健康为中心的健康共同体(简称"健共体")转变。公立医院改革和医共体建设先后获国务院和省政府督查激励,连续六年获"浙江省公立医院综合改革评价优秀县"称号,连续五年获健康浙江考核优秀,成功建成"浙江省健康县"。

一、紧密型县域医共体形成责任共同体

一是机构设置"一家人"。一个医共体设定唯一法定代表人。明确牵头医院和成员单位的功能定位,实行差异化发展。医共体成立医疗质量、人力资源、护理等 17 个业务管理中心,按 5S(整理、整顿、清扫、清洁、素养)标准统一县乡医疗机构的管理制度、服务流程、标识标牌等,业务管理垂直延伸到县乡所有成员单位。在基层医疗卫生机构开设全科 - 专科联合门诊、专科医生工作室、康复联合病房,设立标准化急救站点,重点强化基层常见病、多发病诊疗、急救及中医特色服务等功能建设。**二是人员使用"一盘棋"。**协调编办、人社等部门,医共体编制总量从原来的 2 558 个增加到 2 731 个,由医共体统一管理、统筹使

用。打破单位、科室、身份限制,实行医共体内县乡人员合理轮岗、有序流动。医共体自主评聘高级职称人员 198 人,聘任 24 名县级业务骨干担任卫生院副院长,60 名县级专科医生常驻基层全专联合门诊和慢性病一体化门诊,110 名县级专科医生融入家庭医生签约团队,10 名高年资主管护师驻点村卫生室,统筹开展基本医疗、家庭医生签约服务和慢性病管理等工作。**三是资源统筹"一张网"。**重组整合、优化配置县乡医疗机构的所有床位、设备、号源等资源,建成统一的检验、影像、心电诊断和消毒供应等共享服务中心,实现县域内检查检验结果互认共享,近 4 年累计为基层诊断影像、心电 45 万份,"云胶片"节省 3 100 万元。设立唯一采购账户,由医共体实行药品、耗材、设备"采购、配送、支付"的一站式调配。统一县乡医疗机构药品目录 830 种,原本在县级医院开具的药品在基层都可以开具,其中慢性病最长可配 3 个月药量,切实解决群众在基层配药难的问题。以医共体为单位开展药品(耗材)集中采购,取消医用耗材加成,自集中采购以来,累计节约药品和耗材费用 1.305 亿元。**四是财务管理"一本账"。**医共体作为财政独立预算单位,县乡两级医疗卫生财政补助资金按原渠道分类分项核算后,打包给医共体,由医共体结合资金性质和用途统筹使用。设立医共体财务管理中心,对各成员单位财务实行统一管理、集中核算、统筹运营。深化以工作当量为核心的基层医疗卫生机构补偿机制改革,提升基层活力和效率,推出全市首家医共体移动支付电子审批平台,实现成员单位药品、材料等 7 大类 150 多项全流程移动审批报销,审批时间从原来一周以上缩短到一天以内。同时,制定以县域和基层医保基金流向为主要指标的医共体年度目标责任考核制度,将考核结果与院长年薪、领导班子任免等挂钩,形成提升医疗能力、遏制过度医疗、加强健康管理、控制基金支出的责任共识。

二、医保支付方式改革实现利益共同体

一是医保基金由医共体"总包干"。按照收支平衡、统筹兼顾的原则,根据医保基金当年预测筹资总额、人口分布结构和上年度基金支出

总额，确定当年度基金支出增长率（2019—2022 年平均增长 6%，为医共体发展留足后劲），按人头核定医共体医保基金预算总额。将城镇职工和城乡居民参保人员年度县域内（包括公立医院、民营医疗机构和药店）和县域外异地就医所发生的医保统筹基金全域全人头包干给医共体。

二是基金总额由两大医共体"按人头包干"。 参保人员本地和异地发生的门诊（含药店配药）和住院医疗费用实行按人头付费结算。城乡居民基本医疗保险按参保人员所属镇（街道）划分；职工基本医疗保险按单位和户籍（灵活就业人员）所属镇（街道）划分。根据医共体辖区内医保险种参保属地、参保人员因年龄导致医药费用风险的不同情况，分"60 周岁及以下"和"60 周岁以上"两类，确定医共体包干的参保人员人头月支付标准，并结合辖区参保人员享受月数计算当年度两大医共体包干总额，进行分片包干。参保人员就医不受限制，可自由选择医疗机构，从而促使医共体提高服务质量，"管好"辖区群众。

三是医共体间基金清算。 按照月度和年度两种方式进行医保基金结算。两大集团外门诊和药店配药月度发生的基金按实结算，两大集团门诊月度发生的基金，扣除审核扣款后按 97% 的比例拨付，定点医疗机构住院医疗费用纳入疾病诊断相关分组（DRGs）点数付费管理。医保经办机构按月结算给医共体牵头医院，由牵头医院分配。年度决算时，参保人员在县域内其他医共体就医的，由医共体之间交叉结算。其中门诊扣除就医医共体超上年基金均次 5% 以上金额后交叉结算；住院按 DRGs 点数法交叉结算；参保人员在统筹区外发生的住院医疗费用按实结算，相应的住院医保基金支出从所属医共体年度预算中扣减。

四是严格执行"结余考核留用、超支合理分担"。 实行总额预算下的"结余考核留用、超支合理分担"激励和责任共担机制。结余时，结余部分的 70% 直接留用，30% 经考核后留用；超支时，以超支部分的 85% 为基准，根据考核结果计算实际分担。2018 年、2019 年基金超支，两大医共体分别承担 657 万元、710 万元。2020—2022 年，全县医保基金分别结余 1.45 亿元、1.28 亿元、0.98 亿元，医共体利用 1.25 亿元、1.13 亿元、0.87 亿元，结余留用率达 86% 以上，用于医共体自身建设发展。

三、工作成效

一是加强能力、提升技术，推动县域能力整体提升。县人民医院病例组合指数（CMI）由 2017 年的 0.746 3 上升到 1.000 1，三级、四级手术占比由 2017 年的 12.3% 上升到 28.0%，2023 年创建成为三乙综合性医院。县第三人民医院通过二甲综合性医院评审，县中医院通过二甲中医医院复评。全县成功创建浙江省县级医学龙头学科 3 个、省中医药重点专科 1 个、市县级医学重点学科 13 个。9 家乡镇卫生院达到国家"优质服务基层行"活动推荐标准，县域内就诊率达 90.3%，基层就诊率达 72.2%，群众就医满意度持续在 90% 以上。

二是强化监管、促进规范，保障医疗机构健康发展。全县医疗总费用得到有效控制，近五年平均增幅 4.4%。2022 年，全县门诊次均费用230.5 元，住院次均费用 7 669.5 元，增幅均控制在 5% 以内，住院次均费用远低于全省县级平均水平（8 817.6 元）。公立医院收入结构不断优化，医疗服务性收入占比从 2017 年的 27.8% 提高到 37.8%，药品耗材收入占比从 2017 年的 47.6% 降低到 35.5%（药占比 22.2%），人员支出占业务支出比重达 45% 以上。县域内医务人员工资收入逐年提升，公立医院与乡镇卫生院医务人员年均收入比从 2:1 缩小到 1.5:1。

三是提质增效、治理升级，实现医保基金平稳安全。通过医保支付方式改革，充分调动医共体内部控费提质的积极性，医保基金支出增长势头得到控制。2018—2022 年，县域内、医共体、县域外、民营医疗机构的医保基金支出增长率均有下降，基金支出年增长率低于全省平均水平。医保基金可支付能力不断提高，城乡居民、城镇职工医保可支付能力分别从 2017 年的 0.7 个月和 1.5 个月增长到 8.5 个月和 7.1 个月。

四是医防融合、上下连续，践行以健康为中心的改革理念。加强重点人群健康管理，让辖区群众"少生病、少住院、少负担、治好病"是德清医改的目标。医共体主动开展各类健康管理工作，将疾病防控等公共卫生资源融入医共体，设立公共卫生管理中心和健康管理中心，推出药物与健康双处方，开设"健康指导门诊"；组建县乡医务人员共同参与的 148 支签约团队，为签约群众提供诊疗、慢性病随访、健康体检等服务；创新推出高血压、糖尿病、高血脂基础药物免费使用项目，老年人慢性病直接门诊和住院总费用分别下降 21.2%、36.3%。**建立以居民"健康指数"为核心的慢性病全周期健康管理平台，**高血压、糖尿病患者规范管理率分别达 72.3%、71.8%；启动"健康到家"系列项目，在山区利用巡诊车上门服务，在老年人集聚小区设立医疗站点，开通公交"健康专线"，打通服务群众的"最后一公里"。2022 年人均预期寿命达到82.15 岁。**深入开展合理膳食行动，**开具个性化营养健康处方，推行营养健康积分制度等举措，创新建设"营养健康村"。出台了全国首个指导乡村开展营养健康工作的地方标准《营养健康村建设规范》，入选省首批营养社区建设试点县与"浙里食安"第一批重大改革示范县，相关经验做法在全国推广。**医共体设立连续医疗服务中心，**提供转诊、联系专家、病床调配、入院检查、出院回访等连续服务；依托"健康服务连续化平台"，在医共体内实现"一号通用""一键转诊"等一体化服务。

坚持医保总额预算 激发医疗服务活力

安徽省淮北市濉溪县卫生健康委

2023 年，濉溪县以紧密型县域医共体建设为载体，不断深化医保支付方式改革，以"三新"实践探索医共体建设新路径，以"三变"成果彰显医共体建设新成效，逐步健全"资金共池、价值共创、健康共管"的医共体核心运行机制，为进一步推动紧密型县域医共体高质量发展夯实基础。

一、主要做法

（一）资金共池强保障，深化医共体基金包干新模式

一是深化打包付费机制。 每年制定《城乡居民基本医疗保险紧密型县域医共体按人头总额预算管理实施方案》，即城乡居民医保当年度筹资总额扣除增量基金风险金、大病保险基金后，将不少于 95% 的部分按人头预算给医共体包干使用。2023 年根据县域医疗服务形势，调整医共体包干基金比例为 99%，进一步加强医保基金支持医共体建设的保障促进作用。

二是推进 DRGs 支付改革。 在医保总额预算的基础上，落实双预算管理，对本县居民市内住院实行 DRGs 预算管理，有序做好 DRGs 支付方式改革与紧密型县域医共体医保包干管理的衔接工作；结合上年度医保支出情况，合理测算当年度 DRGs 预算额度，2023 年 DRGs 预算

4.65 亿元,定点医疗机构实现 DRGs 付费管理全覆盖,DRGs 预算占比54.6%。

三是推进慢性病包干试点。创新以"大包干"带动"小包干",2021年起探索将常见慢性病门诊医保基金按人头交由镇卫生院包干使用,基层医疗卫生机构从防病工作中获得收益,结余资金经考核后按县镇村 4:4:2 分配,推动分配重心向基层倾斜。2023 年,调整"小包干"范围,覆盖41 组常见慢性病。

四是规范基金使用流程。实施"总额预算、按月预拨、年终决算",设立医共体共管账户,对医共体内医保付费,由医保中心按月审核预拨至共管账户,再由牵头医院拨付至成员单位;对医共体外付费,由牵头医院安排专人参与医保中心审批结算和拨付。完善 DRGs 支付方式下的医保综合监管体系,医保局向医共体派驻督导员,强化经办机构全程监督职能,规范基金拨付流程,加强报销审核结算管理,提高医保基金使用效率。

(二)价值共创激活力,健全医共体长效运行新机制

一是完善绩效评价体系。修订完善《紧密型县域医共体县镇村三级医疗卫生机构绩效考核指标》,将县镇村三级医疗机构纳入定量为主、定性为辅的统一考核指标体系,形成医管委办公室对牵头医院、牵头医院对镇卫生院、镇卫生院对村卫生室的逐级考核机制,并将考核结果与包干结余经费、绩效总量核定、收支结余总量、财政补助性经费等分配挂钩。

二是优化资金分配方式。制定《紧密型县域医共体综合绩效考核实施方案》,明确年度医保基金包干结余部分按规定结算家庭医生签约服务费用和慢性病试点包干结余资金后,剩余部分按县镇村 6:3:1 分配。印发《公共卫生专业机构融入紧密型县域医共体建设实施方案》,推动专业公共卫生机构参与医共体建设,按照考核结果享受牵头医院结余份额的 5%,推动专业公共卫生机构在做好疾病预防工作中实现价值和待遇提升。

三是落实包干结余留用。按照结余留用、合理超支分担原则,及时

兑现医保包干结余资金。医共体年度绩效评价 95 分以上的全额兑现，95 分以下的按得分比例兑现，考核扣减资金返回医保基金大盘，有效激发医共体成员单位效益共创、利益共享的内生动力，以市场化的激励约束手段保障医疗卫生事业在坚持公益属性的同时回归"价值医疗"，2023 年预计医共体结余 1 090.7 万元。

（三）健康共管促协同，丰富医共体创新发展新内涵

一是完善签约服务付费政策。 落实医保包干基金支持家庭医生签约服务，有偿签约服务医保按 50% 补偿，由镇卫生院依据考核结果分配，结合安徽省两病一体化管理试点，进一步完善"个人＋医保＋公共卫生＋两病一体化"的家庭医生签约付费政策。2023 年家庭医生签约服务结算 2 955 万元，其中医保补偿占 42.0%。

二是优化签约服务质量。 围绕家庭医生签约服务"六个拓展"，出台《濉溪县家庭医生签约高质量实施方案》，建立健全全科医生参与签约服务机制，医共体 435 人参与"1＋1＋1＋N"签约服务团队。制定《机关事业单位家庭医生签约服务工作实施方案》，持续拓展签约服务模式，丰富签约服务内涵，优化签约服务质量。2023 年全县高血压患者血压控制率为 83.9%，糖尿病患者血糖控制率为 72.2%。

三是创新结余激励导向。 2023 年出台《健康管理单元建设实施方案》，探索以利益共享机制为核心建立网格化管理、精细化服务、信息化支撑的健康管理单元，推动人员、技术、服务、管理全面下沉，打通基层卫生治理"最后一公里"。牵头医院和镇卫生院每年从可支配医保结余资金中拿出不少于 10% 的份额激励县镇两级参与健康管理单元建设的医务人员，进一步引导县镇优质资源下沉基层。2023 年医共体向健康管理单元参与成员发放激励 55.2 万元。

二、工作成效

一是监管效能全面提升，变"被动监管"为"主动控费"。 以医保支付方式改革推动医疗机构主动控费增效，在政府监管、社会监督的基础

上不断强化行业自律、机构自治的内生动力，医保总额预算在医疗服务战略购买中的作用持续呈现，包干经费从 2017 年起已连续 7 年结余，医保资金的保障效益更加稳固。

二是服务体系有效重塑，变"单打独斗"为"协同发力"。通过建立医保打包资金池，县级医院、基层医疗卫生机构、专业公共卫生机构建立了目标一致的绩效评价与激励约束机制，在全程健康管理中形成有效合力，医共体核心利益共享机制进一步巩固，整合型医疗服务体系初步建立。

三是发展模式持续转变，变"以治病为中心"为"以健康为中心"。通过将医保基金和公共卫生服务经费统筹使用，按服务人口进行总额预算，激发医共体内"重预防、少生病、少住院"的内生动力，全县总体住院率维持在较低水平，"以健康为中心"的医防融合模式逐步形成。

区域"一个总额" 蹚出改革新路

四川省德阳市罗江区卫生健康局

四川省德阳市罗江区坚持问题导向、精准把脉，在推进紧密型县域医共体建设中聚焦区域医疗资源分散、服务能力不强、病员外流严重以及医保基金总量不足等难点、堵点问题，以"五个突破"为切入点，充分发挥医保管理改革的引领作用，促进医共体形成利益新机制，主动转变发展理念，强化内部管控约束，提升医保基金使用效率，探索建立管用高效的医保治理新机制。

一、改革背景

罗江区地处成德绵经济带重要位置，辖 7 个镇、93 个村（社区），总人口约 25 万。区域基金筹集规模较小，总额偏低，抗风险能力不足，收支矛盾突出一直是罗江区医保管理面临的现实问题。2018—2021 年，罗江区医共体因未能实现"结余归己"，医共体成员单位改革积极性不高，基金收不抵支问题连年出现。此外，县域外就诊快速增长，因受报销政策影响，参保人员个人负担较重，获得感、幸福感、安全感不强。2022 年 4 月，在省、市医保、卫生健康部门的支持推动下，罗江区启动医共体"一个总额、结余归己、超支不补"医保支付方式改革。

二、主要做法

（一）突破管理层级，建立改革新机制

改革前，医保支付主要在医保部门和医疗机构之间进行，卫生健康部门配合开展监管等相关工作。启动"一个总额"医保支付方式改革后，罗江区成立了以区政府主要领导为组长，医保、卫生健康、财政、人社等部门共同参与的领导小组，医保、卫生健康部门分别成立领导小组和工作专班，明确各自职责，形成工作合力。

（二）突破制度要素，建立支付新规则

2022年以来，罗江区医保、卫生健康部门打出制度"组合拳"，实行基本医疗保险费用"一个总额"管理，实施相关考核办法，制定重点监控指标考核评价细则，开展医保基金联合监管，不断推进并规范"一个总额"改革工作。2023年，由区政府出台《罗江区紧密型县域医共体医保"一个总额"结余留用资金管理办法》，规范医保结余留用资金管理，推动医保支付改革成果转化，正向激励支持医共体建设发展。

（三）突破总额范围，建立控制新指标

改革后，罗江区首次实现了基本医保险种全覆盖，并将区外就医、门特费用和家庭医生签约服务费纳入总额管理。2022年，实行区域医疗费用总额控制，以德阳市医保局下达的年度控制总额为基础，扣除民营医院和据实结算等相关费用后，以"一个总额"方式下达至医共体。总额中包含住院费、普通门诊费、乙丙类门特费用、异地就医费用和家庭医生签约服务费等，由医共体进行二次分配，实行按病种分值付费（DIP）下的区域总额"结余留用、超支分担"管理。"一个总额"彻底改变了原来按医疗机构分别下达多个总额指标的管理模式。

（四）突破协议签订，建立服务新权责

2022 年起，区医保局与医院集团管理服务中心签订协议，将服务协议签订、医保费用结算和医保考核的对象，由各定点医院统一改为医院集团管理服务中心，形成"一个协议"管理体系，增强了医院集团管理服务中心的管理职责，形成了医保管理合力。

（五）突破组织架构，建立统一管理的共同体

医院集团不再是成员单位自行管理、学科加盟的松散共同体。医院集团内实现了药品耗材供货商、用药目录、采购配送和价格的统一管理；实现了人员、财务、结算和监管统一管理，积极推进医共体统一信息系统建设，形成了管理、责任、服务和利益的共同体。

三、改革成效

经过 4 年前期探索、2022 年着力推进，罗江区医共体"一个总额"医保支付方式改革初见成效，基本达成改革目标。

（一）基层医疗卫生机构服务能力提升

在"一个总额"支付机制下，医共体着力提升基层医疗服务能力，积极推进分级诊疗。2022 年，县域内就诊率达 90.5%，高于 90% 的改革目标。区域内基层门急诊人次占 55.4%，同比上年增长 3.8 个百分点；基层住院人次占 56.5%，同比上年增长 5.3 个百分点。家庭医生签约服务人数增幅明显，2022 年，家庭医生签约较 2021 年增加 52.4%，签约率达 40.1%，重点人群签约率达 100%，签约居民续约率保持在 98% 以上。

（二）切实降低参保人员医疗费用负担

"一个总额"支付机制促进了医疗服务行为规范，2022 年，基本医保参保人员县域内发生住院费用 15 912.1 万元，扣除基本、补充、大病和医疗救助报销费用后，个人实际自付 4 812.2 万元，自付率为 30.2%。

医院集团发生住院费用 15 056.0 万元，扣除基本、补充、大病和医疗救助报销费用后，个人实际自付 4 522.5 万元，自付率为 30.0%，符合个人自付 30% 左右的改革控制指标。

（三）实现基金结余留用

2022 年，罗江区实际支付医保基金 2.88 亿元，按照区医保下达给医院集团的总额，实现医保基金结余 1 903 万元，医共体实现医保基金结余留用，健康管理的积极性和主动性得到有效激发。

先行先试"抓医改" 医防医养"促融合"

江西省九江市瑞昌市

近年来，江西省九江市瑞昌市抢抓全国紧密型县域医共体试点的机遇，把医防医养融合作为医共体建设的重要工作来抓，积极探索"抓前端"，大胆实践"治未病"，创新实施医共体"一二三四"模式，加快构建"小病不出村、常见病不出乡、大病不出县"的就医格局，加快推动卫生健康事业高质量发展，群众生命健康有"医"靠。先后获评"全国基层中医药工作先进县（市）""全国健康促进先进县（市）"，医共体改革、医防医养融合发展工作取得了初步成效。

一、抓牢共建共享的"支撑点"，增强医防医养的"核心力"

建设医共体既是深化医改的重要举措，也是促进医疗资源共建共享、医防医养融合的核心支撑。

（一）建立县乡村三级联动的紧密型医共体

瑞昌市成立总医院，对三家县级医院实行"一套班子、三块牌子、一体管理"，直管全市所有基层医疗卫生机构和公有产权村卫生室，形成"县级医院做龙头、医院专科强特色、乡镇卫生院定标准、村级卫生布网络"的医疗新格局。

（二）构建"医防、医养、医智"融合体系

在医防方面，提供以家庭医生为主体、全科专科联动、医防有机融合的医疗服务；在医养方面，推行"医疗、养老、养生"一体化的康养服务；在医智方面，建成投用健康瑞昌大数据中心，构建起"医疗、服务、管理"信息共享网络。

（三）打造"首诊、分诊、转诊、联诊"分级诊疗机制

明确县域医疗功能定位，落实县域基层首诊；在基层区域医疗中心，推进一体化管理，强化县乡村之间的分诊；健全县级公立医院五大中心，落实医共体之间的转诊；推进精细化管理绩效考核，促进县域内外的联诊。目前，瑞昌市域内就诊率由改革前的 91% 提高到 96.0%，基层就诊率由 61.6% 提高到 65.2%。

二、抓牢协同协调的"联动点"，增强医防医养的"保障力"

医防医养是系统工程，需要协同各方要素，做到上下协调、整体联动。

（一）强化顶层设计"建体系"

创新医防管理服务机制，建立上通上级医院，下联基层分院的县乡村三级运行管理体系，在总医院成立医防融合中心，在 6 个区域医疗中心、3 个社区卫生服务中心设立医防融合办公室，下设高血压管理办公室、糖尿病管理办公室、孕产妇管理办公室、儿童健康管理办公室，作为医防融合工作的枢纽。任命乡镇卫生院院长为医防融合办公室主任，任命市直各院区下沉的指导医师担任各个健康管理办公室主任，加快实现对慢性病重点人群"防、治、管"一体化管理。

（二）强化资源整合"建阵地"

投入 1 200 万元在瑞昌市人民医院建成可托养、能照料、优服务的多

功能医养结合中心;在社会福利院打造中医特色医养合作品牌,创新推出疾病治疗、康复理疗、慢性病管理等以中医服务为主的医防融合示范点;在妇幼保健院组建老年妇女健康示范服务队,进行延伸体检和上门服务,开展妇幼健康中医药融合工作;在乡镇卫生院成立医养服务中心,提供延伸服务,把医疗与养老、养生相融合,开展治未病、中医养生、疾病康复、老龄照护等服务;形成了城乡覆盖、特色鲜明的医养服务新格局。

(三)强化专业力量"建队伍"

从技术指导、公共卫生、康养服务等层面,分别组建县级医疗专家、基层体检、医养服务等团队,成立 9 个慢性病管理专家指导团队、23 个公共卫生服务专班、1+3+1(上级专家 1 名、乡镇 3 名、村卫生室 1 名)模式的医养服务团队,建立起"县级医生指路子、乡镇医生开方子、村级医生结对子"的健康管理服务架构。

三、抓牢互促互进的"融合点",增强医防医养的"服务力"

医防、医养都是有机整体,必须立足服务升级,推动融合发展,实现互促互进。

(一)通过"智慧赋能",实现预防"大提效"

累计投入 2 000 万元,建立医共体信息统一平台和人民医院院区慢性病管理平台,通过平台抓取数据,对医共体成员单位的慢性病患者进行体检分析、健康指导、知识宣教、用药指导等服务,加快推动慢性病县乡村三级信息共享。截至 2023 年年末,通过平台推送患者教育分享信息 243 039 人次、随访患者 159 280 人次、用药指导 84 102 人次、复诊提醒 24 769 人次、体征监测 12 455 人次,大大提升了工作质量和效率。

(二)通过"专家团队",实现服务"大升级"

全面落实专家团队定期坐诊制度,广泛推行专家常态化坐诊、巡诊、随访等工作模式，积极探索"挂号 - 公共卫生服务 - 就医 - 健康管理"的医防服务新流程，慢性病防控实现"筛查、确诊、转诊、随访"的连续性服务。医共体总院相关科室与基层分院临床医生在日常诊疗活动中开展个性化指导；慢性病中心开展筛查建档、档案更新，通过信息化平台推送健康宣教、用药指导及随诊信息；基层公共卫生人员在健康管理中及时反馈异常情况，联动医生开展针对性健康指导、双向转诊。实现慢性病患者县乡村三级齐抓共管的服务模式。

四、抓牢高质高效的"关键点"，增强医防医养的"品牌力"

医防医养紧贴人民健康，关键在于树牢品牌意识，做到高质管理、高效服务，力争疾病早发现、早干预、早诊疗。

（一）精准实施"个性化签约"，精心打造"家庭医生"模式

线上打造"私人订制"医生板块，线下推出残疾人康复手册，围绕重点人群分类制定 10 种个性化服务包，实现了按需选择、精准服务。以县级医疗机构为指导，以乡镇卫生院为主体，以村级卫生室为网点，做到专科、全科医生相结合，建立了家庭医生签约服务团队 160 个，签约总人数 218 933 人，签约率为 57.2%，其中重点人群签约 88 303 人，签约率为 78.9%，有力提升了公共卫生服务的可及性、均等化水平。

（二）开展精细"慢性病筛查"行动

对 35 岁及以上人群，常态开展慢性病筛查，对筛查出的患者建档立案，提供健康检查、用药指导、复诊提示等服务。瑞昌市的慢性病规范管理率逐年递增，2023 年全市高血压管理 34 448 人，规范管理高血压患者 28 212 人，规范管理率达 81.9%，血压控制人数 25 768 人，血压控制率达 74.8%。糖尿病管理 9 776 人，规范管理糖尿病患者 8 008 人，规范管理率达 81.9%，血糖控制满意人数 6 832 人，血糖控制率达 68.9%。

打造"三项体制""三个共享""三个融合"
紧密型县域医共体新模式

山东省济宁市鱼台县总医院

近年来,鱼台县委、县政府聚焦资源有效利用、医疗服务改善、群众满意度提升,积极推进以紧密型县域医共体建设为主体的医改工作,组建了以县人民医院为龙头,县中医院、11家镇街卫生院为基础的紧密型县域医共体,实施"三三三"模式,推动医疗、医保、医药改革联动,形成了县乡村三级医疗机构责任、利益、服务、管理、发展共同体,实现医疗资源利用水平和基层医疗服务能力全面升级,探索出一条符合县域实际、体现鱼台特色的紧密型县域医共体建设新路子。

一、主要做法

(一)实践"三项体制",构建责任共担的管理体系

一是创新管理体制,书记亲自抓。成立由县委、县政府主要领导任双组长的医共体领导小组,县委书记亲自抓,党委、政府分管领导靠上抓,多次召开县委常委会、县政府常务会和专题会议研究医共体工作。出台了《鱼台县紧密型县域医共体建设实施方案》,明确政府、相关部门、医共体成员单位责任。县财政每年增加投入2 600万元,将基层医疗卫生机构在编人员工资的80%、镇街卫生院乡村医生社会保险费纳入财政保障。**二是创新运行体系,干部优化配。**2021年1月,将县人民医院与中医院人财物融合管理,在保持县中医院机构性质、人员身份、

资产关系、财务收支和投入体制五不变的基础上，实行一套班子、两块牌子运行模式，并在此基础上成立了鱼台县总医院。同时，将县总医院2名党委委员派驻到2个镇街卫生院担任院长，1名镇街卫生院院长提拔为县总医院党委委员、副院长，1名提拔为县妇幼保健计划生育服务中心副主任。2023年1月，县委任命县卫生健康局党组书记兼任县医疗保障局党组书记、局长，将7名年龄大的院长分别调整到疾控中心、医疗管理服务中心和卫生健康服务中心任职。**三是创新医保支付体系，医保先行改。**出台《鱼台县紧密型医共体医保基金支付方式改革实施方案》，实行医保基金总额预算管理，济宁市医保局将刚性支出扣除后，剩余医保基金下放到县，交由医共体制定总控、打包使用，结余留用，结余基金按县乡村6∶3∶1比例分配，充分调动县乡村三级医共体成员单位主动控费的积极性。

（二）实行"三个共享"，构建上下联动的利益共同体

一是医疗人员共享，建立"人才池"。出台《医共体人才池管理实施方案》，打破医共体内各成员单位编制壁垒，将新招录基层卫生专业技术人员和县人民医院、县中医院备案制人员纳入"人才池"，在医共体内统筹调配使用。县直医疗机构医务人员评聘中高级职称前，到镇街卫生院帮扶1年。镇街卫生院医务人员评聘中高级职称前，必须到县直以上医疗机构脱产培训至少3个月。通过给身份、提待遇、高配套、强培训、有轮转、谋长远六项举措，实现医共体内人员合理轮岗，县与镇、镇与镇、村与村之间有序流动，有效解决基层医疗单位人才紧缺等问题。完善乡村医生考核管理和退出机制，招聘新型乡村医生249名，有效增强农村医疗薄弱环节。**二是医疗资源共享，统一药品、服务与信息管理。**在县中医院建设中心药房，实行县乡村三级药械统一目录、统一议价、统一采购、统一配送、统一结算，做到县、乡、村医疗卫生机构药品同质同价，保障医共体内上下转诊患者的用药衔接。中心药房药品目录665种，其中基本药物517种，占77.7%，20余种县乡衔接药品品种目录。**建立医疗质量控制中心，**统筹医共体医疗质量，每年选派一定数量的县直医务人员下乡帮扶，2023年下派38人到11家镇街卫生

院坐诊、查房、授课。县乡村三级卫生技术人员组成 1＋1＋1 医疗帮扶团队，在镇街卫生院及所属村卫生室开展下乡坐诊、入村服务、技术指导等活动，促进医疗技术和人员重心下沉。**建设医共体监管平台**，连接总医院与各镇街卫生院信息系统，实时监管各医共体成员单位的医疗运行与诊疗服务数据，包括各单位的门诊收入、住院收入、门诊人次、出入院与在院人数、药品与耗材的金额与使用占比等各种数据，为医共体整体运营决策提供数据支持。先后投入资金 600 余万元，为全县 200 个村卫生室购置信息终端设备，完成各镇街卫生院远程会诊、区域影像、区域心电、区域检验平台的建设与对接，基本实现县乡村的信息互联互通。**三是医疗收益共享，成为"一家人"。医共体内县乡村三级医疗成员单位医疗收益共享。**医共体内县乡村三级医疗成员单位各类检查、检验、影像、病理等项目，收费执行双向分配；对医共体内门诊和住院上下转诊患者检查费、检验费按比例分配，真正把医共体建成利益共同体。出台县总医院绩效考核与分配综合管理方案，对总医院认定的名医、学科带头人及特殊人才等实行年薪制，年薪总额为医院职工平均薪酬 3 倍以上。**统一乡村一体化管理。**县医院和镇街卫生院对村卫生室实行人员、财务、药械、业务、公共卫生、信息化、绩效考核"七统一"管理。对新招聘乡村医生按灵活就业人员由县财政统一缴纳养老保险，实现乡村医生招聘、使用、退出长效机制，实现"县强、镇活、村稳"的一体化管理格局。

（三）实施"三个融合"，加快"向以健康为中心"转变

一是医防融合，关口前移"治未病"。借力发力，管控靠前。在成立慢性病管理中心、完善组织架构、制度、流程、培训计划等工作的基础上，建立分级分片管理体系，与镇街卫生院签订慢性病协同管理协议，同时统筹妇幼保健计划生育服务中心和疾控中心，统一纳入医共体，在全县实施"三高共管、九病同防"医防融合慢性病管理，建立"疾病预防、医疗救治、健康管理"三位一体的医防协同融合服务模式。**建设慢性病管理平台，**构建县、乡、村三级慢性病管理网络，推动基层医疗卫生机构一体化建设，让更多的慢性病患者享受到一站式、科学化、系统化的

健康管理服务。**签约包保，服务到家。**以县级帮扶专家为主要技术支撑、乡镇卫生院医生为依托，乡村医生兼任健康指导的 1＋1＋1 慢性病服务团队，对辖区纳入管理的患者，按病种及管理等级分片实行健康服务签约化管理。**二是医体融合，全民健身促健康。**逐步推广卫生健康和教育、体育等部门协同，镇街积极参与的"防、治、养"运动促进健康管理模式。改建 10 处口袋公园、1 个郊野公园，开放 14 所学校体育场馆，开展全民健身运动，鼓励和引导群众积极参与，增强身体素质，受到群众广泛好评。**三是医养融合，让老有所养更有质量。**依托总院区资源优势，建设医养中心，实现医疗、护理、养老、康复全程无缝连接，让老年人享受到医疗、护理和康复"一站式"服务。一期工程投资 2.3亿元，建筑面积 3.9 万平方米，建成后可新增治疗床位 40 张、护理床位537 张。开展"两院一体"养老新模式，在 5 家医疗机构加挂五个颐养院牌子，打破了"医不能养、养不能医"的难题，既让老年人得到连续、适宜、规范、便捷的基本医疗养老服务，又为老年人提供全周期、多方位的心理咨询服务。

二、取得成效

（一）牵头医院经济运行改善

截至 2023 年年底，医共体总院药占比为 20.9%，较 2021 年同比下降 7.0 个百分点；耗占比为 18.3%，较 2021 年同比下降 8 个百分点；门急诊、出院患者次均费用分别同比下降 14.0%、16.5%，有效降低了患者负担。医疗服务性收入持续增加，总医院南北院区医疗服务性收入分别达到 33.6% 和 36.8%。

（二）分级诊疗初见成效

改变了群众"不管病大病小都往大医院跑"的观念，为全面实现"小病不出村、大病不出县""90% 以上患者留在县内就诊"的目标奠定了基础。各镇街卫生院上转患者同比上升 17.3%，总医院下转患者同比上升 16.1%，镇街卫生院（社区卫生服务中心）患者就诊人次同比增加 31.7%，县内就诊率达到 90.1%、同比上升 15.3%；截至 2023 年 12 月，县内住院人次占比达到了 71.8%，同比再升 8.3%；2023 年县域内医保资金占比持续提升，达到 55.3%，分别较 2021 年、2022 年的 48.8%、51.8% 上升了 6.5 个、3.5 个百分点。

（三）群众满意度再创新高

2021 年，看病就医群众满意度提升 57 个位次，位列全省第 30 名；2022 年，再提升 10 个位次，位列全省第 20、全市第 1 名。此后，鱼台县获评全省深化医药卫生体制改革真抓实干成效明显县，其相关举措成为山东省"创新引领 医改惠民"深化医改十大创新举措之一。

发挥医共体优势创新慢性病管理新模式
强化医防融合　护航百姓健康

陕西省渭南市华州区卫生健康局

2019年8月，渭南市华州区被确定为全国紧密型县域医共体试点县。华州区依托紧密型县域医共体，充分发挥优势，统筹区、镇、村三级医疗资源，启动慢性病协同管理体系建设，打造"筛查、诊断、治疗、管理、个人参与、社会参与"六位一体的慢性病管理新格局，做细做实健康管理，织密织牢健康保障网。加强基层慢性病管理，创新慢性病管理模式，通过强化家庭医生签约服务，进一步做好慢性病管理工作，取得较好成效。

一、主要做法

（一）强化组织保障，搭建管理崭新架构

依托紧密型县域医共体，渭南市华州区不断优化"五病＋"防治管理服务模式。成立了区域慢性病管理中心，组建了以医疗集团党委书记为主任、集团总院院长为副主任的慢性病管理中心委员会，设立慢性病管理中心办公室以及"五病"防治小组，制定了《渭南市华州区人民医院医疗集团紧密型县域医共体慢性病协同管理实施方案》《渭南市华州区人民医院医疗集团内镇村两级绩效考核实施方案》《渭南市华州区中医医院医疗集团紧密型县域医共体慢性病协同管理实施方案》《渭南市华州区中医医院医疗集团内镇村两级绩效考核实施方案》等政策，健全

责任体系、完善工作机制、细化职责分工，逐步实现慢性病规范化管理。两大医疗集团 13 个分院成立了慢性病管理组织，明确镇、村两级医务人员职责分工，竭力为广大慢性病患者提供全流程、一体化的慢性病管理服务。依托集团医院健康管理、疾病诊疗核心技术和成熟经验实现以县域慢性病健康管理中心为主体，上通上级医院，中扶乡镇卫生院，下联乡村医生的慢性病防控体系。

（二）开展慢性病筛查，做实做细慢性病管理

一是开展"五病"筛查。华州区围绕"做细慢性病管理、助力乡村振兴、为群众健康保驾护航"主题，将慢性病管理中心办公室设在医院健康管理部，由集团医院办公室牵头，组建了筛查工作队，全面开展慢性病协同管理"五病"筛查。在筛查中依托区域卫生信息平台、"互联网＋家庭医生"、院内信息系统等，发现、管理一部分慢性病患者；结合集团分院的慢性病随访、体检、老年人健康管理、群体性健康教育等发现一部分慢性病患者；深入区域内各乡镇、机关单位通过免费的血糖、血压、心电图、肺功能检查等进行筛查，再发现一部分慢性病患者。**二是做实做细慢性病管理。**截至 2023 年年底，华州区已完成 28 880 人的慢性病筛查工作。对"五病"患者的规范化管理，有效提升了"五病"治疗率、控制率，减少了并发症发生率和过早死亡率。

（三）加强慢性病"医防融合、全专结合"

一是横向整合公共卫生和医疗服务，构建医防融合流程。将华州区公共卫生服务（如居民建档、体检、随访等）转变为个体化的临床流程，实施提前慢性病筛查，风险评估，健康管理等。**二是纵向整合专科服务与全科服务，打造慢性病管理全专结合新机制。**一方面，将专科医生分配到家庭医生签约团队，形成稳定的责任机制和分工协同机制；另一方面，对慢性病患者进行风险分类管理，对指标异常者申请专科协同管理，病情复杂危重者通过绿色通道上转，病情稳定者下转回家庭医生团队。

（四）加强信息技术建设，打造标准化协同管理

一是建立以患者身份证号码为唯一识别信息、以人为中心的慢性病管理系统，将发现的慢性病患者及时纳入慢性病健康管理系统。**二是**采用月随访、宣教，季度管理、年评价的模式，通过微信、手机 app、电话、AI 通话等形式，对已纳入慢性病管理的人群进行随访和干预，定期发送健康科普和用药指导信息，实时掌握患者基本情况，提供饮食、预防、干预、治疗、复查、康养、休养、宣教等一站式指导服务。**三是**建立高血压、糖尿病等专病健康管理标准流程与路径，区、镇、村三级同质化管理方案，确保慢性病患者用药、治疗等全流程的规范性。定期对镇、村两级医务人员进行培训。**四是**依托紧密型医共体建设，实行"下沉式"帮扶为主，"巡回式"帮扶为辅的帮扶模式，将集团总院慢性病管理专家下派至乡、村两级，提升医共体整体慢性病诊疗能力和精准度。

二、取得成效

（一）创新服务方式管理更趋规范

截至 2023 年年底，华州区共管理慢性病患者 23 437 人，其中高血压患者 17 615 人，糖尿病患者 5 164 人，冠心病患者 518 人，脑卒中患者 676 人，慢性阻塞性肺疾病患者 211 人。自慢性病管理工作开展以来，实施上门筛查，增强为群众服务的体验感，真正做到有病早发现，及时筛查、及时建档和规范管理，慢性病患者住院频次明显下降。通过规范的服药和健康宣教，群众自我防控意识明显提高。

（二）医防融合管理模式创典型

2023 年 12 月 9 日，在北京召开的第四届中国慢性病管理＋高峰论坛暨 2023"健康中国　健康县域"中国县域健康大会中，华州区人民医院医疗集团入选"县域慢性病管理显著成果案例"和"县域慢性病管理典型个人案例"。

第三部分

深化体制机制改革

与健康同行　谱医改新篇

辽宁省沈阳市沈北新区卫生健康局

辽宁省沈阳市沈北新区共有区属公立医院 2 家,社区卫生服务中心(卫生院)10 家,村卫生室 137 个。自 2021 年医疗集团组建以来,成立了区委书记、区长任双组长的深化医药卫生体制改革领导小组,围绕打造沈阳北部区域医疗中心的工作定位,强力推动"四个一体化"为主要内容的医疗集团改革,探索出"一体发展、医防融合、智慧支撑、资源共享"的沈北模式。

一、树立"六个坚持"改革理念

沈北新区树立"六个坚持"改革理念,通过实施医疗集团改革,以强有力的举措破解制约医药卫生事业发展中的不利因素,持续推进"以治病为中心"向"以人民健康为中心"的转变,让辖区居民病有所医、医有所保,不断增进人民群众健康福祉。**一是坚持以人为本**。树牢大卫生、大健康工作理念,把服务群众、增进健康作为工作第一出发点和落脚点,办好新时代人民满意的医疗卫生事业,增强人民群众获得感和幸福感。**二是坚持政府主导**。落实政府办医主体责任,维护和保障基本医疗卫生事业的公益性,注重问题导向,破解瓶颈障碍,确保人民群众得实惠、医务人员受鼓舞、医疗集团得发展。**三是坚持体制创新**。围绕一体发展、人事薪酬、医保支付、管理服务等关键环节,因地制宜打破固有藩篱,探索创新工作体制机制,有效激发医疗集团改革活力。**四是坚持城**

乡统筹。适应城乡发展一体化和基本公共卫生服务均等化要求，坚持以城带乡、以乡促城，优势互补、资源共享，促进城乡公共卫生服务事业协调发展、全域提升。**五是坚持智慧赋能。**注重数字医疗建设的顶层设计、人口健康数据库的建立和各类智慧化场景的应用，发挥智慧化提质增效、便民惠民作用。**六是坚持资源整合。**深入推进医疗、医保、医药联动发展，优化区域医疗资源结构布局，开展医疗机构＋社会优质资源的共联共建，实现有效整合、协同发展。

二、主要做法

（一）创新体制，推进运营管理一体化

构建"人财物、责权利"高度统一、有序运转的工作格局，形成服务、责任、利益、管理的共同体。**一是唯一法人负责。**组建集团理事会，理事长由区中心医院院长担任，同时兼任各成员单位法人，实施行政、人员、业务等"九统一"管理。**二是建立激励机制。**以岗位为基础，以绩效为核心，打破单位、层级和身份区别，形成人才培养、有序流动、多劳多得、优绩优酬的内部激励机制，有效激发了内生动力。**三是改革支付方式。**医疗集团开展了 DRGs 付费管理，实行总额预付、结余留用、合理超支分担，成为沈阳市第一家推行总额预付的区县级医疗集团。沈北新区中医院成为沈阳市首批医疗康复住院按床日付费定点医疗机构。

（二）提升能力，推进医防融合一体化

不断提升核心医疗、健康管理和急诊急救能力，保障人民群众生命健康安全。**一是提升急危重症救治水平。**卒中、心衰和胸痛三大中心通过国家级认证；区中心医院成为沈阳北部唯一能够开展放疗诊疗服务的公立医疗机构。**二是提升基层诊疗能力。**重点发展基层儿科、慢性病等特色专科，实现"一院一专科、一院一特色"。**三是提升急诊急救能力建设。**在原有"120"沈北分中心的基础上，新建 4 个"120"急救分站，打造 15 分钟急救圈。**四是提升健康管理水平。**实施家庭医生签约

团队服务工程，113 个家庭医生签约服务团队实名对接 86 个社区和 56 个行政村，开展线上＋线下健康服务。配备了 4 辆大型移动式体检车，定期为居民提供免费健康体检及诊疗咨询服务。

（三）数字赋能，推进智慧支撑一体化

坚持数字化支撑、智慧化赋能，提供"便民、利民、惠民"的优质服务。**一是推进"两大平台"建设。**建成区、街道、村（社区）三级区域人口健康信息化平台和药品耗材供应链一体化管理平台，实现网络信息化三级贯通。**二是推进居民健康数据库建设。**采取定期深入基层筛查、汇集体检数据、住院患者数据等方式，逐步完善居民健康数据库，切实做到早发现、早预防、早干预。**三是推进应用场景建设。**区中心医院建成全省首家智慧化无声病房；完成区域检测、远程影像等"六大中心"建设，实现区、街道、村（社区）三级医疗机构诊断、影像、数据互通互认等功能。

（四）高效整合，推动资源共享一体化

与区域内、外的优质资源开展人才、技术、医疗项目等方面的共联共建，实现资源的有效整合。**一是建立专科联盟。**分别与中国医科大学附属盛京医院、辽宁省肿瘤医院等 20 余家省属、市属和民营医疗机构建成专科联盟。**二是推动资源下沉。**医疗集团派驻特色团队定向帮扶基层，下派学科专家 2 313 人次。建立医疗集团专家库，聘请上级医院专家授课、坐诊。**三是探索多元投入。**通过政府投入＋社会资本参与＋金融保险机构合作＋争取上级资金等方式，拓宽医疗投入渠道，助力集团发展。

三、取得成效

（一）群众得实惠

集团区中心医院患者住院次均费用同比降低 1 700 元，低于全市

平均水平（1 400 元）。累计减免居民体检费用、专家会诊及手术费用超 2 700 万元，惠及居民 5 万余人；"两大平台""六大中心"全部投入使用，远程影像、医疗惠及患者 2 300 余人次；村民不出社区（村）即可享受检验、远程会诊等医疗服务，在村卫生室即可享受医保报销政策。

（二）集团有发展

急危重症和急诊急救能力大幅提升，放化疗填补地区医疗技术空白 35 项、介入手术年均手术量超 600 例，三级、四级手术比重人数同比分别提升 8% 和 5%。"老年人、高血压患者、糖尿病患者健康管理服务率≥60%"等重点指标全部达标。本地患者就诊率由 2021 年的不到 30% 上升至 46%。

（三）政府强保障

构建起"1＋10＋N"的三级诊疗体系，双向转诊人数超 3 000 人次；区政府累计投入 1.6 亿元用于医疗集团建设发展，硬件设施水平全面提升。2021 年以来，医疗集团经验被选入全国 47 个示范案例，荣获"医共体十佳原创模式""最佳榜样奖"等称号；2023 年 5 月，联合承办第三届（2023）全国健康管理大数据应用暨医共体建设高峰会议并作经验分享。区中心医院被评为 2023 年全国百姓放心示范医院。

推进五大行动
构建县域医共体高质量均衡发展新模式

浙江省嘉兴市桐乡市卫生健康局

2017年9月，桐乡市成为浙江省首批县域医共体建设试点。近年来，桐乡市以第一人民医院、第二人民医院、中医医院为牵头单位的三大医疗集团和14家基层医疗卫生机构错位发展、优势互补，大力推进"五大行动"，突出智慧医疗、中医基层化、医养结合等特色，努力构建县域医共体高质量均衡发展新模式。

一、主要做法

（一）推进"深化改革"行动

一是夯实管理责任。研究持续深化医共体建设发展思路，根据《浙江省县域医共体紧密程度评价标准和监测指标》要求，制定分解责任清单，明确每条评价标准的责任部门、牵头领导、责任科室等，做深做实规定动作，做亮做强创新动作。市第一人民医院、第二人民医院、中医医院三家牵头单位落实党委领导下的院长负责制，建立健全基层党组织参与重要事项决策制度；加大三大医疗集团间干部流动，2023年10名干部进行交流。三家医疗集团党委实施扁平化管理，进一步深化"四联四共"党建工作模式，积极创建医疗集团党建齐抓共管的工作局面。**二是加强人才培养**。实施医疗集团管理队伍职业化、专业化水平提升行动，组织胸痛、卒中、急救、中医等疾病模块化培训，2023年三大医疗集团开展新技术新项目帮扶 56 项。率先践行医技人员"三年大轮训",2023 年派往上海市、杭州市、嘉兴市上级医院及医共体牵头医院进修轮训 548 人,人数远超 2017—2019 年的总和。**三是深化综合医改。**推进医保协同,持续推进住院 DRGs 点数法支付,指导医共体加强绩效管理。2023 年 1—11 月,住院统筹基金使用职工医保、居民医保较上年同比增长 11.6% 和 10.9%。探索实施区域内医共体医用耗材集中带量采购改革,2023 年度遴选产生 2 批次 24 种医用耗材,节约耗材采购成本约 1 300 万元。

(二)推进"优化配置"行动

一是工作一盘棋。围绕管理扁平化,全面推进医共体内部人力资源、财务、医保、公共卫生和信息化等管理中心实体化运行。**二是全员一家人。**出台《桐乡市统筹医共体人事使用机制实施细则(试行)》落实人员管理,围绕岗位设置、公开招聘、岗位竞聘、自主评聘、人员使用"五统一"要求,成立医疗集团人力资源管理中心,制定具体方案,实现全员岗位管理,加快人员有序合理流动。2023 年,三大医疗集团招聘应届毕业生 90 名、社会人员 31 名、紧缺人才 12 名,招聘编外人员 80 名。**三是财务一本账。**成立医疗集团财务管理中心,2 名总会计师派驻医疗集团牵头单位,全面落实账户管理、预算管理、价格管理、资产管理"四统一"的财务管理制度。成立医疗集团内部审计中心,行使内审职能,在有收支结余的情况下落实好"两个允许"要求,探索落实医疗集团薪酬分配自主权。进一步加强医疗集团经济管理,开展医疗集团成员单位资产、经济运行情况再调查、再摸底。

(三)推进"数字赋能"行动

一是检查检验结果互认共享。贯彻落实《嘉兴市全面推进医疗机构间医学影像检查资料和医学检验结果互认共享试点工作的实施方案》,标准化改造全市医疗机构医院信息、检验、影像等系统,实现市域内公立医疗机构检查检验互认共享全覆盖,2023 年检查检验互认 21.4 万次,节省费用 475.5 万元。**二是"数智中药房"共用共享。**"智慧中医药"云平台实现公立医疗机构全覆盖,涵盖"中医云药房"和"悬壶台"

两大模块，打通就诊、开方、收费、煎煮、物流配送全流程，破解镇村中医用药难题。**三是互联网医院模块共织共享。**建成市域网上预约挂号平台，迭代升级"健康桐乡"app应用，提供预约挂号、报告查询、影像报告图像查看等20多项服务，三大医疗集团诊间结算实现全覆盖。2022年8月，互联网医院试点医院（桐乡市第一人民医院）复诊配药、线上处方流转试运行，医院微信端小程序和健康桐乡app均上线相关功能，支持药品自取和配送两种模式。**四是智慧治理蝶变跃升。**建立数字医共体组织架构，上架转诊申请、会诊、排班签到等5项应用。成立市级医学影像诊断中心，负责医学影像远程会诊和培训指导基层医学影像技术人员；成立桐乡市临床检验中心，承担全市医疗机构医学临床检验专业服务。**五是数字医疗改革创新。**依托医共体平台，三大医疗集团各成员单位全部入驻"浙里护理"平台，445名网约护士入驻，8大类49项护理业务上线，借助医共体网络就近分单，服务人次居浙江省同级医院前列。打造浙江省首家县域改造型"未来医院"，上线20余项数字陪诊服务，涵盖妇女儿童全周期保健环节，打造健康大脑，开辟空中航线，扩展"医共体－医联体"数字医疗服务内涵。

（四）推进"能力提升"行动

一是提升基层服务能力。建立高血压、糖尿病等全－专联合门诊24个，慢性支气管炎等慢性病联合病房8个，在嘉兴率先实现国家标准化代谢性疾病管理中心（MMC）县域医共体全覆盖，150余名市级专家到基层排班坐诊，基层成员单位门诊病种均超过100种。开展"优质服务基层行"活动，乌镇、石门镇、洲泉镇中心卫生院达到推荐标准。市一院集团"胸痛中心""创伤中心"、成员单位市四院胸痛单元通过国家级验收。**二是提升基层硬件水平。**加强基层医疗卫生机构标准化建设，明确基本建设项目、10万元以上医疗设备购置及5万元以上维修项目均由市、镇（街道）财政按7∶3比例分担。社区卫生服务站（村卫生室）标准化建设达标率为100%，全市所有乡镇卫生院均配备16排及以上CT，157个村卫生室全部配备除颤仪。**三是提升中医管理水平。**桐乡市作为全国基层中药工作示范县和浙江省中医药综合改革先行区，大力推进基层中医建设。2023 年，出台中医标准化建设方案，纳入地方共同富裕项目，新建村（社区）"中医阁"16 家。夯实中医药适宜技术推广基地，市中医院作为中医药工作龙头单位与全市 11 家基层医疗机构组成联合体，开办中医护理骨干技术长训班，开展 6 类以上中医药适宜技术培训。**四是医养结合助推老有康养。**支持有条件的医疗机构提供医养结合服务，三大医疗集团 5 家成员单位开设医养结合中心，共开放床位 170 余张。依托医疗集团医疗、护理技术力量，为有医疗康复需求的老年人、残疾人提供优质的康复护理服务。屠甸镇卫生院被浙江省卫生健康委列为"基层医疗卫生机构提升医养结合服务能力"试点项目实施单位，获批专项资金 200 万元，床位使用率保持 100%。

（五）推进"医防融合"行动

一是推进基本公共卫生服务。深层次推动专业公共卫生机构主动融入医疗集团建设发展，市疾控中心 3 位分管领导任公共卫生专员、14 位疾控骨干任联络员，42 位疾控、妇保、儿保、药具、精防、监督、麻防、居民健康档案管理、老年人健康管理和中医药健康管理等领域的业务骨干组成三支指导服务团队，2023 年开展公共卫生融入医共体综合业务指导 44 次、264 人次，基层指导覆盖率达 100%。组建医共体签约服务团队，牵头单位赴成员单位指导、排班 300 余人次。**二是推进家庭医生签约服务。**深化家庭医生签约服务内涵，全市由市、镇、村三级医护人员共同组建"三师"签约团队 198 个，推出 196 种基础服务，配置 72 个家庭医生签约服务包，电子健康档案开放率达 84.8%。**三是完善分级诊疗体系。**制定出台市域内分级诊疗管理办法，强化集团间转诊，优化双向转诊平台、顺畅转诊信息流转，医疗集团严格落实基层医疗卫生机构首诊疾病 86 种、市级医院向基层医疗卫生机构下转疾病 30 种和市级医院不轻易外转疾病 157 种三个目录清单。推行医疗集团牵头单位专家基层排班制，开展信息化考勤，与职称晋升、评先评优挂钩。2023 年三大医疗集团牵头医院下转成员单位 3 033 人次、成员单位上转牵头医院 5 305 人次，分别同比提升 22.5%、21.3%，下转人次同比增长率超过上转人次同比增长率。

二、亮点成效

（一）数字化改革实现互联互通

建成县域影像、心电、病理诊断、医学检验、消毒供应"五大共享中心"，推动基层检查、上级诊断、区域互认，2023 年病理、影像、心电共享中心共诊断 17.7 万人次。深化医疗服务"最多跑一次"改革，门诊高峰时段排队平均等候时间从原来的 15 分钟缩短至 1.2 分钟，市级医院门诊、病房智慧结算率分别达 90.0% 和 90.5%，"医后付""刷脸就医"和电子发票覆盖率达 100%。桐乡市县域改造型"未来医院"项目建设成效和经验列入《浙江未来医院建设白皮书 1.0 版》，于 2023 年浙江省第二届数字健康大会上正式发布，并在 2023 年世界互联网大会互联网之光模块进行展示。成功创建浙江省医共体信息化建设示范县。

（二）中医基层化更加公平可及

三大医疗集团牵头单位中医科、成员单位规范化中医馆建设率达100%。成立中医药适宜技术推广基地，所有社区卫生服务站、村卫生室均能提供 4 类以上中医药服务，开展的中医药适宜技术操作、中医临床路径、中医特色护理数量居省内领先。得益于医共体中医基层化蓬勃发展，桐乡市 4 家卫生院在 2022 年度浙江省基层医疗卫生机构绩效考核中排名前 20（河山镇卫生院第 1、洲泉镇中心卫生院第 7、石门镇中心卫生院第 19、屠甸卫生院第 20），7 家排名前 100，总量位列浙江省第 1。

（三）县域和基层均衡发展，患者回流下沉

桐乡市第一人民医院医疗集团获评浙江省 2021 年度县域医共体工作成绩突出集体和第五届县域医疗榜样力量"医共体建设创新奖"，桐乡市三大医疗集团在 2022 年度浙江省基层医疗卫生机构绩效考核中名列前茅。2023 年，桐乡市县域内就诊率达 90.1%，基层就诊率达69.6%，市级医疗服务收入占比为 37.1%。

创新"六个强化"
助力推进紧密型县域医共体建设

山东省济南市济阳区卫生健康局

自 2019 年济南市济阳区被确定为紧密型县域医共体建设试点以来，按照国家和省、市有关要求，围绕"提质量、降费用、强基层、保健康"的目标，整合全区医疗卫生资源，创新"六个强化"，助力推进紧密型县域医共体建设，逐步形成"基层首诊、双向转诊、急慢分治、上下联动"的分级诊疗格局。

一、主要做法

（一）强化顶层设计，高位推进医共体建设

一是加强组织领导。成立以区委书记、区长任组长，相关区直部门主要负责人为成员的紧密型县域医共体建设工作领导小组，推进紧密型县域医共体建设工作。建立由区政府分管副区长为主任，区委编办、人社、财政、卫生健康等部门为成员的医共体管理委员会，落实政府办医责任，协调各部门权责，统筹医共体组织管理、规划建设、投入保障、考核监管等重大事项。**二是明确组织架构。**医共体领导小组和管委会在充分调研、论证的基础上，确定由区人民医院和区中医院牵头，与辖区所有镇（街道）卫生院（街道社区卫生服务中心）和村卫生室组建两家区、镇（街道）、村三级医疗卫生机构一体化管理的紧密型医共体，医共体实行党委领导下的总院长负责制，分别编制管理章程，按照章程产生

理事长、副理事长、监事长等人选,进一步完善医共体组织体系。**三是理顺权责关系**。实行"一个深化、四个不变、六个统一",即深化人事制度改革;各医疗机构事业单位性质、功能定位、财政补偿政策、政府投入方式不变;统一人事管理、统一财务管理、统一资产管理、统一业务管理、统一药品耗材目录、统一药品耗材配送。实施统分结合,理顺医共体人事、财务、资产等管理体系。

(二)强化制度保障,完善医共体运行机制

一是制定支持医共体建设政策。区政府印发《济南市济阳区紧密型医疗卫生共同体建设实施方案(试行)》,明确了改革的时间表和路线图;出台了《济南市济阳区紧密型医疗卫生共同体人事薪酬管理办法(试行)》,为医共体人事管理改革提供了制度保障;制定《济阳区紧密型医共体资产、财务管理办法》《济阳区紧密型医共体药品、耗材一体化管理办法》等文件,由牵头医院统一接收各成员单位的资产和财务,建立了医共体统一管理、独立核算的管理制度。**二是推进岗位管理和聘任改革**。科学、合理设置医共体专业技术岗位,按照"按岗聘用、人岗相适、以岗定薪、岗变薪变"的原则,实行竞聘上岗。充分落实医共体在职称聘任方面的自主权,实行医共体内全员岗位管理、有序流动、统筹使用。建立引导卫生专业人才主动到基层服务的激励机制,实现人员使用效益最大化。医共体自主招聘人员151人,统一由医共体管理,其中91人直接安排到基层岗位,进一步充实了基层技术力量,有效解决了基层人员不足的问题。**三是优化薪酬激励制度**。落实"两个允许",对基层医疗卫生机构实行"一类保障,二类管理",对区级医院到基层执业以及在偏远乡镇基层医疗卫生机构执业的人员给予一定补贴,从激励机制上引导优质医疗资源向基层布局。通过体制、人事、分配制度改革,建立起与医共体相适应的、科学合理的县域医疗卫生管理体制机制。

(三)强化信息建设,提升县域医疗服务能力和效率

一是打造医共体信息管理系统。根据医共体建设标准和指标监测

要求,建设了支撑医共体运行指标监测、医疗资源共享、数据互联互通等功能的全区医共体信息管理系统,实现对医疗服务、公共卫生服务和运行管理等的技术支撑。**二是推进医共体远程诊疗服务**。在两个医共体内分别组建了远程影像诊断中心、远程心电诊断中心、远程会诊和远程问诊中心,实现部分村卫生室与乡镇卫生院及牵头医院的双向互通,全区远程心电 5 分钟、远程影像诊断 30 分钟内即可完成诊断,并将报告发回成员单位,实现"基层检查、上级诊断,床头查房、专家会诊",每月远程诊疗服务 150 余人次。**三是开展互联网线上诊疗**。医共体牵头单位全部注册了互联网医院,开通互联网线上诊疗服务,医共体成员单位医师可以通过牵头单位互联网医院平台接诊、会诊和转诊,减少人员聚集,进一步提升群众看病就医便利。

(四)强化标准化建设,提升全区医疗服务能力

一是医共体牵头医院服务能力提升。区人民医院一院三区,2019年通过综合医院国家医疗服务能力推荐标准,目前参照三级医院管理。区中医医院达到国家医疗服务能力推荐标准。在医共体牵头单位成立胸痛、卒中、创伤、危重孕产妇救治、危重儿童和新生儿救治、癌症中心,其中区人民医院卒中中心为国家级"综合防治卒中中心"单位,胸痛中心溶栓技术进入全国前 50 强。依托医共体牵头单位还成立了院感、护理、病案、检验、中医药和中医护理六个专业医疗质量管理中心,制定了统一工作标准,促进全区医疗业务上下贯通,提升医疗质量同质化水平。**二是基层医疗卫生机构服务能力提升**。两个医共体牵头医院根据业务发展实际和学科发展重点,对基层成员单位给予设施设备和技术支持,重点建设垛石和曲堤街道社区卫生服务中心两个医疗服务次中心。截至 2023 年年底,全区所有镇卫生院、街道社区卫生服务中心全部达到"优质服务基层行"活动基本标准,其中曲堤、垛石、济阳 3 家机构在达到国家推荐标准的基础上还通过了社区医院评审。**三是村级医疗机构服务能力提升**。全区共有村卫生室 333 家,村卫生室服务点 43 个,基本实现村级医疗服务全覆盖。近年来,济阳区积极推进村卫生室标准化建设,为全部村卫生室配备了智慧随访包,为 14 家中心村

卫生室全部配备了除颤仪、心电图机等设备。截至 2023 年年底，省级、市级和区级示范标准化村卫生室分别达到 4 个、17 个和 101 个。积极引导乡村医生执业化，组织全部乡村医生通过山东省基层卫生人员能力管理平台进行线上培训学习，提升整体乡村医生业务能力。联系医学院校和通过基层人才能力培训基地医院专题培训乡村医生 136 人次，助力提升乡村医生学历和考取执业资格。

（五）强化医防融合，促进医共体内分级诊疗

一是完善医防融合慢性病管理体系。以高血压和 2 型糖尿病为切入点，推进为"三高"患者筛查、检查、治疗等一体化诊疗服务。以医共体牵头医院为医疗技术支撑，以乡镇卫生院和社区卫生服务中心为联系纽带，以村卫生室为网底，在全区建设 2 个"三高中心"、7 家"三高基地"和 100 家"三高之家"，共管理高血压和糖尿病等慢性病患者 4.79 万人。**二是优化门诊布局改善服务环境**。各医共体整合门诊区域功能，落实"以人为中心"优化门诊布局，合理规划各区域的功能、人员和路线。基层医疗卫生机构建设健康驿站、家庭医生工作室和三高基地，进一步完善优化门诊服务流程，逐步实现服务细化、闭环和高效。**三是组建专科团队对口帮扶**。2023 年由医共体牵头医院择优选取医护药技等人员分别组建专科团队，对口帮扶医共体成员单位。全区共组建 7 支专科团队，其中区人民医院医共体组建 4 支专科团队（28 人），区中医医院医共体组建 3 支专科团队（25 人），专科团队下沉到基层成员单位开展诊疗和家庭医生签约服务。建立名医基层工作站 7 个，优化家庭医生签约服务团队 209 支。

（六）强化中心药房建设，提升全区药品供保能力

济阳区在高位推进紧密型县域医共体建设的基础上，出台了《全面推进医共体中心药房建设工作方案》，在两家医共体全部推进中心药房建设，实现医共体内用药目录、药学服务、药品使用监测、药品采购和药品储备的"五统一"，药品供管体系建设进一步完善。区人民医院医共体药品目录共 1 025 个品种、1 170 个品规。其中，基本药物 596 种、

集采药品 266 种、国家谈判药品 19 种，品种占比分别为 58.2%、26.0%、1.9%。区中医医院医共体药品目录共 835 个品种，其中基本药物 450 种、集采药品 244 种、国家谈判药品 40 种，品种占比分别为 53.9%、29.2%、4.8%。基层成员单位与牵头单位的药品配备重合率达 75% 以上，药品 3 天到货率达 90% 以上，同比提高 5 个百分点。药品配备平均到货时间为 3.5 天，到货时间比同期缩短了 12 小时以上。

二、工作成效

（一）基层诊疗量占比提升，县域住院占比增长

2023 年，全区门急诊总诊疗 303.5 万人次，其中基层医疗卫生机构门急诊 200.9 万人次，占比达 66.2%，比上一年提高 6.0 个百分点。全区参保人员县域内住院诊疗 7.4 万人次，比上一年增长 6%。人均住院费用 7 042 元，比上一年降低 704 元，人均住院费用下降了 9%，群众就医负担进一步减轻。

（二）优化家庭医生签约服务质量，签约率稳步提升

牵头医院专科团队参与家庭医生签约服务，家庭医生签约服务团队得到优化。截至 2023 年 12 月底，全区人群签约 25.1 万人，签约率达到 60.6%，比去年提高 5 个百分点。

（三）执业助理医师乡村医生比例提升

截至 2023 年 12 月底，全区共有乡村医生 425 人，具备执业助理医师资格和大专以上学历的乡村医生有 259 人，占比为 60.9%，比去年同期提高了 6.0 个百分点。

实施 5 个 "3" 措施
打造县域医共体建设 "升级版"

湖南省张家界市桑植县卫生健康局

桑植县作为湖南省 19 个医疗卫生县乡一体化改革试点县之一和
张家界市医疗卫生县乡一体化改革先行试点县,县委县政府高度重视
医疗民生工程,始终把人民健康放在优先发展的战略位置,对标一体化
改革总体目标,稳步推进各项医改任务落地见效,初步实现患者、医院、
医生、医保基金等多方共赢。

一、主要做法

(一) 坚持 "三个强化",推动县域医共体高质量发展

一是强化组织领导。县委书记、县长任医改领导小组双组长,高位
推进、亲自研究、周密部署。医改成员单位压实责任,各司其职、紧密
配合,推动医疗、医药、医保密切联动,县域医共体建设扎实推进。二
是强化政策设计。县医改领导小组先后出台了《桑植县医疗卫生县乡
一体化改革实施方案》《桑植县人民医院、县民族中医医院、县妇幼保
健院"基本编制 + 员额管理"员额控制方案》《桑植县总医院薪酬制度
改革实施方案》《桑植县总医院医保基金总额付费实施方案》《桑植县总
医院经费财政保障方案》等一系列政策文件,为推进县域医共体高质量
建设和发展提供基本遵循、技术支撑和政策保障。三是强化财政保障。
近三年来,财政投入力度不断加大,累计投入财政资金 5.8 亿元,县直

医疗机构、23 所乡镇卫生院和 252 所村卫生室全面提质。官地坪镇中心卫生院、陈家河镇中心卫生院打造"县域医疗次中心"。乡镇卫生院按"一类事业单位"的标准按编制足额落实财政保障。

（二）聚焦"三个关键"，建立县域医疗卫生服务新体系

一是聚焦机构整合，推动服务集成。 由县人民医院、县民族中医医院牵头，联合县妇幼保健院和 23 家乡镇卫生院及 252 家村卫生室，组建"桑植县总医院"，按照"六统一"（行政、人员、财务、业务、绩效、药械统一）、"四不变"（总医院成员单位所有制性质、人员隶属、资产归属、投入渠道保持不变）的原则，进行机构整合，使县、乡、村三级医疗机构成为"一家人"。**二是聚焦内部运行，推动管理集中。** 成立县总医院党委，实行党委领导下的院长负责制。搭建县总医院内部架构，按照"一体化管理、中心化运营"的原则，成立了总医院行政管理、医疗业务、财务管理等 12 大管理部，设立院前急救、远程诊疗、妇女儿童等 9 大业务中心，对成员单位实行同质化管理。**三是聚焦资源优化，推动共建共享。** 总医院整合县级医疗资源，按照"重点科室重点建、普通科室特色建、弱势科室整合建"的原则，组建妇科、产科、新生儿科、骨科等 12 个重点临床科室，将中医住院服务整合到民族中医院院区，形成错位发展、优势互补的格局。**优化基层医疗资源配置，** 将"3＋1"中心卫生院及社区卫生服务中心规划确定为县域医疗次中心（陈家河镇中心卫生院、官地坪镇中心卫生院、芙蓉桥白族乡卫生院和澧源镇卫生院），按照二级综合医院标准建设，使其成为县域内片区医疗救治中心、急救中心和公共卫生中心。**依托信息化积极发展远程医疗服务，** 2023 年全面完成总医院三级医疗机构信息一体化建设，提升基层诊断水平，实现"基层检查、县级诊断、基层治疗"的高效诊疗模式。总医院成立以来，县级医院为乡镇卫生院出具疑难胸部 X 线检查报告 3 074 份、CT 报告 5 043 份、心电图 11 468 份，2 万余名有看病就医需求的患者留在基层就医，减少群众看病就医非医药费用（交通费、食宿费、陪护费）近 600 万元。

（三）深化"三项改革"，完善县域医疗卫生运行新机制

一是深化医保支付方式改革。按照"总额包干、结余留用、超支不补"的原则，县医保局将医保基金总额的 90% 打包付费给总医院。推行 DIP 付费改革，开展合理检查、合理治疗、合理用药，医疗机构由被动监管转变为主动控费。开通全县 252 个村卫生室门诊统筹医保报销，提升老百姓医保获得感。2023 年医保基金呈现平稳安全略有盈余的良好发展趋势。**二是深化人事薪酬制度改革。**总医院实行"基本编制＋员额管理"模式，新增加员额 863 名，规范了医疗机构临聘人员的管理。总医院拥有用人自主权，实行"按需设岗、竞聘上岗"和"县聘乡用""乡聘村用"的人事制度。实行管理岗位"年薪制"、全员"工分制"薪酬分配管理模式，充分体现多劳多得、优绩优酬。**三是深化药品采购机制改革。**总医院按照"政府组织、联盟采购、平台操作"的总体思路，实施药品耗材统一目录、统一采购、统一配送、统一结算的"四统一"管理。2023 年 6 月 1 日加入张家界市医保局药品集中采购结算平台，实施集中采购药品 1 500 余种、耗材 1 300 余种，综合降价比例达 10%。2023 年，总医院共采购 1.63 亿元药品与耗材，全年采购成本降低 3 210 万元，降价成本全部让利于民，减轻了群众就医负担。

（四）实施"三项举措"，促进县域医疗卫生能力新提升

一是加强县级医院能力建设。聚焦深度合作，实现"借梯上楼"。总医院与中南大学湘雅二医院等省市三级医院组建医联体和专科联盟 10 个，对总医院技术力量较薄弱的科室进行点对点帮扶指导，建强普外科等 5 个省级重点专科，县级医院诊疗技术水平稳步提高，"大病不出县"逐步实现。总医院成立以来，上级医院对总医院对口支援帮扶 10 批次，派驻专家 33 名，开展临床教学讲课 257 次、开展疑难病例讨论 243 次、开展重大手术 74 台次。**二是推进基层服务能力提升。**总医院建立"院包院""科包院"帮扶工作机制，将县级医疗专家下沉到基层医疗卫生机构；同时，各乡镇分院选派专业技术人员到总院进行技术培训。通过人员"双向交流"，基层医疗卫生服务能力显著提升。2023 年，总医

院共向乡镇累计派出专家 830 人次，开展现场教学和技能培训 3 260 人次，提供医疗技术指导 2 917 人次；参与和指导手术 281 例，门诊坐诊 4 300 余次。将 252 个村卫生室整合为 188 个村卫生网格化医疗服务点，实现服务全覆盖；实施乡村医生等级评定试点工作，对 142 名村医进行等级评定，评定一级村医 4 人、二级 19 人、三级 119 人；创新"乡聘村用"，总医院对村医实施统一管理，提高村医保障待遇，让村医平均年收入从 2.9 万元提升至 5.5 万元，实现村医专业化、职业化，筑牢村级医疗卫生服务网底。**三是推动分级诊疗制度落地。**根据总医院和成员单位功能定位，制定分级诊疗目录，畅通"绿色通道"，总医院实行在各乡镇卫生院分院区就诊的患者上下转诊无需挂号、排队、不重复收取起付费等政策，随着优质医疗资源下沉，多科室设立，人民群众在家门口就能看得上病、看得好病。总医院成立以来基层便捷就诊患者达 4 万余人，县级医院下转患者 5 605 人次，初步实现小病在乡镇、大病重病有序上转的目标。

（五）推进"三项服务"，创新县域医防融合服务新模式

一是做实家庭医生签约服务。按照"全专联动、医防融合"的要求，采取"1＋1＋N"的家庭医生签约服务（1 个总医院医生＋1 个乡镇卫生院全科医生＋N 个护理人员、公共卫生人员、乡村医生），建成"防、控、治"为一体的医防体系。128 个团队服务直接到村、到人，建立居民电子健康档案 37.1 万份，建档率 98.6%，三类重点人群签约服务管理率均达 100%。**二是创新慢性病管理服务。**建立县、乡、村三级慢性病管理体系，县总医院建立慢性病管理中心，成立专家组，设立专病门诊，乡镇卫生院设立慢性病门诊 23 个，村卫生室设立村级慢性病监测点 252 个。县总医院专家门诊与乡镇卫生院专科门诊对接，加强高血压、糖尿病等慢性病的预防监测、治疗康复、健康管理连续化、同质化管理服务。**三是强化中医药特色服务。**推进中医特色诊疗中心、中药共享中心、中医康复中心"三大中心"建设，提升县域中医药服务能力。全县 23 家乡镇卫生院中医馆实现全覆盖，县总医院中医临床医生定期坐诊，使群众在家门口就能享受高水平的中医医师诊疗服务。全县 25%

的村卫生室建设中医阁，具备中医药服务能力，全县中医药服务水平整体提升。

二、取得的成效

（一）获得"三个提升"

一是医改考核指标稳步提升。2023 年，县域内就诊率达 87.6%、基层就诊率 68.1%、公立医院医疗服务性收入占比为 37.4%，与上年度同期相比各项指标稳步提升，分别提高 4.6 个、4.2 个、0.8 个百分点。二是医疗服务能力显著提升。2023 年，县总医院成功申报湖南省省级边界类区域医疗中心建设项目，县人民医院院区被确定为湖南省公立医院高质量发展示范性医院建设单位，陈家河镇卫生院被列入湖南省首批建设的县域医疗卫生次中心建设试点。三是"三满意"大幅提升。患者满意度提升，2023 年，桑植县公立医院门诊与住院患者满意度分别较往年同期上升了 2.7% 和 4.0%。医务人员平均收入及满意度分别较往年同期增长了 12.7% 和 9.2%。政府满意度提升，2023 年桑植县在全国农村卫生发展大会，国家卫生健康委、农业农村部牵头举办的"加强乡村医生队伍建设专班第三次会议"等全国性大会上作医改经验典型发言，桑植医改已然成为一张闪亮的名片。

（二）取得"三个下降"

一是患者就医负担下降。2023 年，公立医院门急诊与住院患者次均费用分别较往年同期下降了 4.6% 和 3.5%。二是医院运营成本下降，总医院通过精细化管理、资源整合、规范医疗诊疗行为，使医院呈现良性运转，历史遗留债务逐步化解。三是医保基金风险下降。通过医保支付方式改革激发了医疗机构内生发展动力，在发挥医保基金最大效益的同时确保基金安全，2023 年医保基金呈现平稳安全略有盈余的良好发展趋势，预计结余 1 000 余万元。

（三）居民重大慢性病得到有效控制

2023 年，全县居民脑卒中发病率同比下降 15%，糖尿病严重并发症发病率同比下降 10.8%，重大慢性病得到有效控制。

构建"4531＋X"模式
推动紧密型县域医共体高质量发展

广东省云浮市郁南县卫生健康局

云浮市郁南县作为广东省基层卫生健康综合试验区建设单位,构建"4531＋X"模式推进紧密型县域医共体高质量发展,"4531＋X"模式即明确"四员"功能定位、融合五大管理中心、提升三项服务能力、出台一套考核方案和加强药事管理。共同促进郁南县县域内住院率稳居全省前列,近年来均保持在85%以上。

一、明确"四员"功能定位

县卫生健康局履行"监督员"职责,对医共体建设进行全面指导和监督。**县级医院履行"技术员"职责,**县人民医院作为县医共体总医院,发挥县级医院技术员龙头作用,建强急诊急救"五大中心",胸痛中心在2023年8月通过国家胸痛中心(基层版)验收。县中医院发挥县域中医药"医、养、产、学、研"等领域技术员的功能定位,县妇幼保健院承担县域内妇女儿童保健和生殖医学中心等技术员职责。县第二人民医院作为县域南部医疗分中心,2023年成功举办全省47家中心卫生院能力提升培训班,成为全省中心卫生院学习借鉴的示范单位。**镇卫生院履行"服务员"职责,**履行基本医疗和基本公共卫生服务两大职能,开展"一对一"镇镇帮扶工作,成为广东省基本公共卫生服务项目典型案例在全省推广。**村卫生站履行"信息员"职责,**网格化管理做好常住人口的健康情况跟踪管理与指导,及时为危重症患者提供转诊服务。

二、融合五大管理中心协同发力

依托医共体总医院建设县域医共体内医疗质控、人力资源、运营、医保、信息数据高质量管理五大中心，强化总医院对县域医共体内医疗卫生机构的协调管理，实现医共体"六统一"管理。

（一）医疗质量同质化

医共体常态化下乡督导与考核，一把尺子量到底。持续加强医疗质量管理，每季度开展医疗质量督查工作，创新开展医共体内"交叉检查"模式，互促医疗质量提升。医疗质量持续加强，医疗投诉及纠纷数量下降，各成员单位均未发生医疗事故及院感暴发事件。

（二）人员统筹管理

管理权，人事调配权，成员单位执行正、副院长推荐权均下放给总医院，建立"能进能出、能上能下"的用人机制。医共体总医院对各镇分院执行正、副院长具有任免推荐权。实现了县域医共体内多点执业不需要办理执业地点变更和执业机构备案手续。

（三）医共体运营增效降耗

医共体药品占业务收入比从2022年的36.9%下降到2023年的33.4%，下降3.5个百分点；按2023年医共体全部医疗业务总收入57 932.3万元计算，共节省药品成本达2 027.6万元；耗材占比从9.0%下降到2023年的8.5%，实现提质、增效、降耗的目的。2023年，医共体县级医院住院次均费用7 319.4元，同比下降439.5元；乡镇卫生院住院次均费用2 925.3元，同比下降359.1元。

（四）积极探索医保支付方式改革

充分发挥县域医共体主动提高医保基金使用效能的能动性，实现"以治疗为中心"向"以健康为中心"转变，按照《广东省医疗保障局关于开展省级紧密型县域医共体医保支付方式综合改革试点工作的通知》（粤医保发〔2019〕25 号）文件精神，积极申报广东省紧密型县域医共体医保支付方式综合改革试点。

（五）实现检查检验结果互认

着力抓好医共体心电、影像、检验等共享中心建设与运营管理。从 2023 年 8 月开始，将医共体远程共享中心的心电图、胸部 X 线检查诊断报告费从 10 元 / 人次下降到 3 元 / 人次；CT 检查费从 25 元 / 部位下降到 10 元 / 部位；检验中心按检测医院占 35%，镇分院占 65% 分配费用。以远程心电诊断中心为例，2023 年远程心电诊断医共体分院结算费用为 32 426.3 元，成本费用降低了 71.9%，大大减轻了分院经济运营负担。

三、提升三项服务能力

（一）提升县域医疗服务能力

总医院"五大中心"救治能力不断提升，2023 年分别抢救胸痛患者、卒中患者、创伤患者 985 例、89 例、667 例，同比增长 63.1%、74.5%、270.6%。基层医疗卫生机构服务能力有效提升，2023 年医共体共派出 93 名医护药技人员对 14 家镇分院进行帮扶，开展教学查房 368 次、手术 18 例、病例讨论 49 次、业务培训 168 场次，诊疗患者 813 人次，帮助分院开展新技术新项目 30 项。

（二）提升"医防融合"建设能力

全面推动县域慢性病管理工作，2023 年 9 月成立县医共体慢性病管理中心，2023 年年底，全县共组建 128 个家庭医生团队、累计签约 21.7 万人，签约服务率为 58.2%。高血压患者血压控制率为 83.3%，2 型糖尿病患者血糖控制率为 84.3%。

（三）提升中医药服务能力

从县到乡全面加强中医药服务能力，投入200多万元抓好县中医院"2个专科1个中心建设"（2个中医特色优势专科和1个县域中医药适宜技术推广中心），投入300万元推动6家卫生院创建中医康复示范点。

四、出台一套考核方案

县医管委制定《郁南县医共体总医院党委书记和院长考核方案》，考核内容涵盖党的建设、医院管理、医保管理、高质量发展、健康促进、指令性任务、奖惩约束、指标体系共8个项目，包含38个细化项目和7个数据指标，共计150分。将年度医改、医共体建设、医疗卫生建设等重点项目纳入考核指标，持续推动全县深化医药卫生体制改革，充分调动县域医共体决策层的工作积极性。县医共体制定了医共体分院院长考核方案，全面将医共体分院院长考核权下放至医共体。

五、"X"药事管理显成效

郁南县推动创建广东省县域医共体药事示范医院，在医共体内对药品耗材进行同质化管理，以谈判降低采购成本、调整收入结构、控制住院次均费用为总抓手。

（一）次均医疗费用下降，百姓看病负担下降

2023年，县域医共体节省医药费用支出达2 297.1万元。其中，门诊次均费用从185.4元下降到180.4元，人均下降5.0元，按2023年164万人计算，共减轻居民门诊负担813.3万元；住院费用从6 994.0元下降到6 707.7元，次均下降286.3元，按2023年住院51 817人计算，共减轻居民住院负担1 483.7万元。

（二）药品耗材占比下降，医院收入结构趋于合理

县域医疗卫生机构药品占业务收入比从 2022 年的 36.9% 下降到 2023 年的 33.4%，下降 3.5 个百分点，按 2023 年医共体医疗业务总收入 57 932.3 万元计算，共节省药品成本 2 027.6 万元；耗材占比从 9.0% 下降到 2023 年的 8.5%，共节省耗材成本 290.0 万元。

精准下沉优质医疗资源
赋能基层夯实基础

海南省琼海市卫生健康委

琼海市位于海南省东部，全市陆地面积 1 710 平方公里，常住人口约 53 万人。2019 年，琼海市作为国家紧密型县域医共体试点，组建以琼海市人民医院和琼海市中医院 2 家三甲公立医院为龙头、1 家妇幼保健院、18 家卫生院（社区卫生服务中心）、4 家农场移交医院及所辖 100 个村卫生室为成员的 2 个医共体。结合海南自由贸易港建设要求，高位推动、整合资源、完善体系、提升能力，构建"市域一盘棋、管理一体化、服务一张网"的整合型医疗卫生服务体系。

一、主要做法

（一）全面整合资源深化"新机制"

琼海市委和市政府高度重视，成立由市委书记、市长任双组长的领导小组，联合印发医共体建设实施方案，统筹推进医共体各项建设任务。**一是完善管理机制**。琼海市制定医共体管理委员会和 2 个医共体的章程，2 个医共体均设立党委，出台医共体行政、人员、财务、业务、药械、信息等统一管理制度，每个医共体设立 10 个管理中心和 8 个业务中心，并完成中心负责人任命。牵头医院院长兼任分院法定代表人，并全部办理《事业单位法人登记证书》变更，完成医共体分院院长的任命。**二是明确权责机制**。制定政府、行政部门、医共体三方权责清单，厘清权力责任边界；出台医共体建设绩效考核方案，建立绩效考核评价机制；制定医共体内分院费用支出权限规范和药品耗材统一采购配送制度。**三是制定医疗质量同质化制度。** 2 个医共体分别出台牵头医院团队帮扶、分院质量管理、人员进修管理、人员适宜技术培训等制度，逐步推动医共体内医疗质量同质化；2 个医共体均出台双向转诊办法，建立完善医共体内部、医共体之间和县域向外转诊机制。引入三明"工分制"绩效管理信息系统，在医共体内实行统一的绩效工资标准。**四是健全利益分配机制。** 发文将 2 个医共体内全部医疗机构的财政核算管理职责由国库支付局移交至医共体财务核算管理中心，医共体内执行收支统一管理、集中核算、单独设账。出台医共体医保总额付费实施方案，落实"总额付费，结余留用，合理超支分担"机制，明确医保基金结余分配比例。

（二）建立多学科联合诊治"新局面"

一是建设急诊急救"五大中心"。 市人民医院医共体总院加快推进急诊急救"五大中心"以及省级区域医疗中心建设，带动医共体分院急危重症救治能力整体提升。**二是加强重点学科(专科)建设。** 市人民医院医共体先后与海南医科大学第一附属医院建立技术帮扶机制，与上海交通大学医学院附属瑞金医院海南医院建立医联体帮扶机制。全市 24 个学科获评省级重点学科。同时，建立了市人民医院与上海交通大学医学院附属瑞金医院的远程多学科诊疗中心模式，已为 3 名肿瘤患者开通远程多学科诊疗，着力打造疑难复杂疾病患者就诊"特别通道"。**三是建设共享智慧中药房，实施 O2O 医疗服务模式。** 主要是市中医院医共体运用医共体医院资源规划（hospital resource planning，HRP）信息系统，建立中药饮片供应中心，线上通过与医院信息系统（HIS）对接获取医生为患者开具的电子处方并进行审核，线下为患者提供药品调剂、饮片煎煮、送药上门等服务。2023 年，共煎制配送中药汤剂 30 342 包。

（三）开展优质医疗服务"新作为"

一是推动市级优质医疗资源下沉基层。 通过市级医院分片包干、驻点指导、对口帮扶等方式,现已在 22 家医共体分院设立联合门诊,同时在潭门、大路、上埇、中原、长坡、博鳌、城南及阳江 8 家分院开设联合病房。2023 年,总院选派专家下沉基层分院 3 601 人次,接收分院进修人员 62 人。总院对分院举办业务培训和学术讲座 145 场次,开展教学查房 785 次,帮助分院开展新技术、新项目 17 个。**二是扎实开展"2＋3"健康服务包及基本公共卫生服务工作。**2023 年,居民健康档案建档率达 90.5%,高血压、糖尿病患者规范管理率达 84% 以上,严重精神障碍规范管理率 100%,肺结核患者规范管理率 98%。**三是实施高质量护理服务。**两家医共体总院分别搭建"互联网＋护理服务"平台,为患者或罹患疾病且行动不便的特殊人群提供"线上申请、线下服务"。2023 年,上门护理服务共 1 148 例,其中尿管护理 189 例、胃管护理 491 例、母婴护理 407 例、换药 49 例、其他项目 12 例。

(四)探索一院多区服务"新模式"

一是帮扶上埇分院建设高压氧治疗中心。市人民医院医共体总院共派驻 13 名医务人员到上埇分院,并协调市中医院派驻 3 名中医师提供中医配合治疗。2023 年 10 月 23 日至 12 月 31 日,上埇分院门诊高压氧治疗 1 573 人次,住院收治 42 人。**二是探索实施总院对分院病床一体化管理。**市中医院医共体总院派驻医务人员负责城南分院住院部 80 张病床的管理、诊疗、查房等指导工作,城南分院派业务骨干到住院部跟班学习,推动城南分院住院部的服务水平和医疗质量按三级医院标准进行管理,医疗收费按一级医院标准执行,让患者花一级医院的费用就可以享有三级医院的医疗服务。

二、取得成效

(一)市域医疗服务能力整体提升明显

一是通过建设医共体,有效整合、分配和使用全市医疗资源,全面提升市级整体医疗能力和水平,2 家牵头医院全部为三甲医院,均达到县级综合或中医院综合能力推荐标准，总院出院患者三级、四级手术比例达 47.1%。**二是**乡镇卫生院全部创建为等级卫生院，其中 15 家和 4 家基层医疗卫生机构分别达到"优质服务基层行"活动基本标准和推荐标准，4 家机构通过社区医院评审。

（二）分级诊疗成效逐步显现

2023 年，县域内就诊率为 91.4%，基层就诊率为 68.1%，医保基金县域内支出率（不含药店）为 64.2%，住院费用实际报销比为 72.1%，慢性病患者基层医疗卫生机构管理率为 85.2%，上转患者 769 人次、下转患者 307 人次。

（三）信息化水平明显提高

2 个医共体内 100 家村卫生室全部配备 5G 远程医疗设备"健康一体机"，村医可以通过设备进行检查评估，通过 5G 网络申请上级医院医生看诊，全市累计使用 5G 远程设备 12.8 万次。

"四个一"推动紧密型县域医共体建设

四川省雅安市荥经县卫生健康局

荥经县地处四川盆地西缘、雅安市中部,面积 1 777 平方千米,常住人口 13.1 万人,辖 7 镇 4 乡 1 街道。按照"全县一张网、县乡村一体化"的改革思路,县总医院对 2 个县级分院(县人民医院、县中医院)、5 个基层中心院区、52 个村卫生室实行统一管理,构建以总医院为主导的"125+N"医疗卫生服务体系,"四个一"推动紧密型县域医共体建设。

一、"一把手"主抓

一是领导重视。县委书记、县长作为医改领导小组组长亲自抓,每月调度部署,县政协主席作为常务副组长具体抓,坚持每周一线处置,实现医改工作"一竿子"到底落实。**二是快速推进**。按照县委、县政府"小步快跑,边干边改"的要求,对涉及改革中部门有争议、政策有空白等问题,县级能办的马上办,不能办的"先行先试""边汇报、边争取、边推进"。**三是决策高效**。按照"快决策、快部署、快推动"的原则,建立常态化领导小组议事制度,遇事快速召集涉及单位"小诸葛会"研究大问题,对大量政策空白交错问题,按"法无禁止即可行,政无大禁可探讨"的思路,议定便执行。**四是高效稳定**。突出卫生院主体、主力、主责作用,卫生院"一院一策"锁定岗位职数,制定方案自主开展竞聘上岗。县级层面不出台指导性文件,相关部门提前介入,对每个卫生院的竞聘上岗方案均开展了风险评估,纪委、法律顾问、人社等单位全程参与,每个环节均提前做好信访稳定问题应急预案。从提前准备到完全铺开，1个月内完成竞聘上岗工作。全县卫生院解聘61人、竞聘待岗11人，占总在编在岗（包含临聘人员）286人的25.2%，整体工作平稳完成。

二、"一盘棋"统筹

一是完善总医院组织架构。按照"分线包片"原则，总医院重点抓医疗，卫生健康局、疾控中心、妇幼计生中心等重点抓公共卫生、疾控等工作。优化总医院班子构成，落实总医院班子分工负责制，班子分管县、乡、村三级医疗机构相应业务，实现一管到底，解决多头管理、多层管理、外行管理内行等问题。**二是完善总医院职能科室。**按"一套人马、多套牌子、一体管理"的原则，在保持各级医疗卫生单位机构设置、行政建制、承担基本医疗与基本公共卫生服务的职能和任务、人员编制与身份、财政投入保障机制"五个不变"的前提下，实现职能业务等一抓到底。**三是乡镇卫生院中心化管理、片区化差异化发展。**将全县12个乡镇卫生院划分为5个基层片区分院，领导岗位由原来的12个院长、24个副院长精简为5个执行院长、10个执行副院长，片区执行院长实行"一支笔签字"，整合项目资金，集中力量办大事。

三、"一揽子"放权

一是打通人员流通。组建医管办，主要由抽调的卫生健康局、卫生院人员组成，县医院人员逐步参与，解决以县医院为主的总医院管理水土不服的问题。医管办医改期间负责改革工作，总医院组建后主要负责卫生院管理和财务稽核报账等职能，并协调卫生健康局、总医院和相关单位工作。**推行"岗编分离、以岗定薪"，**总医院内所有医疗机构人员统一由总医院管理、使用，允许总医院实行医务人员横向流动（分院与分院之间）、纵向流动（县级与乡镇之间）的灵活用人用编机制。人员流动充分放权总医院，人员调整由总医院研究后，统一报县级管理部门按流程发文调动，促进全县医务人员合理轮岗、能上能下、有序流动。

实行空编空岗激励，县财政按 4 万元 / 个 / 年补助的标准补助卫生院，倡导优劳优得。总医院在双向流动时，"给人给钱，双重补贴"，对抽调人员实行空编空岗激励，对下沉专家也给予补贴。**优化人员管理晋升制度**。完善人员管理晋升体系，按照新员工、业务尖子、业务骨干、科室副主任、主任、副院长、院长、总医院副院长、院长 9 类 8 个层级，制定人员职务晋升制度，并严格落实人员轮岗、评审晋级等规定，避免人员长期不晋升，关键岗位人不动等问题。**二是项目资金自主审批**。医共体内设立项目竞标机制，医共体内项目打捆实施，集中力量办大事，集中资金打造优势学科，有效提高资金使用效能。20 万以内资金的项目成员单位按程序自主实施，20 万以上的项目报总医院审批，县卫生健康局重点履行审查和否决权。年初各成员单位提交项目实施计划表，总医院对项目进行分类汇总，并参考各成员单位上年度绩效考核情况，提出统筹整合、项目实施优先级，报县卫生健康局备案后实施。**三是财务统一管理**。以总医院为统领，财务部实行收支两条线、一管到底。财务部由县财政局派专人负责，定期轮岗。县人民医院、县中医院、5 个基层片区分院集中核算，各成员单位单独设账。**四是卫生院放权赋能**。抓住卫生院执行院长这个关键核心，充分给予其人财物管理权限，解决责权利不对等的问题，以充分的自治激发干事活力。总医院日常强化服务（以业务指导、挂帮包为主），淡化管理（主要挥舞考核指挥棒，避免争权夺利、争抢项目资金、挪用卫生院人员和资产），在工作中帮忙不添乱。实行全员绩效目标工分制，总医院每年调整出台指导性绩效管理办法，卫生院"一院一策"制定工分制考核方案，激发职工主人翁意识，促进其搞好医疗、做好基本公共卫生、提高效益。

四、"一家人"考核

一是建立总医院考核体系。建立"1 + 2 + 5"（1 个总医院、2 个县级分院、5 个乡镇分院）绩效考核体系，县委、县政府对总医院党委书记、院长按"442"（医疗 40%、公共卫生 40%、其他工作 20%，下同）进行考核，解决政令不畅、重医疗、轻公共卫生等问题。总医院每年出台绩效考核办法，从"334"（医疗 30%、公共卫生 30%、其他工作 40%）两年调整到"442"。两年过渡缓冲期，每年医疗、公共卫生服务增长 5%。荥经县财政对卫生院工资按一类公益事业单位二类管理 100% 保障。同时，实行一体化考核，将事业单位人员 40% 的绩效工资纳入年终考核。根据各成员单位考核情况，落实奖惩。**二是实行一月一考核一兑现。** 强化绩效考核结果运用，整合统筹所有可调剂的项目资金，以每月考核结果为系数拨付卫生院项目资金，锁定项目资金数量"资金池"（第一次考核、分配解决"锅里有"问题）。卫生院根据总医院每年出台的绩效方案，"一院一策"制定工分制考核方案，报总医院审批，定人、定岗、定任务绩效（通过第二次考核解决多少人吃多少的"碗里有"问题）。**三是建立村卫生室"4222"考核制度。** 完善村卫生室绩效考核办法，年初签订村医基本公共卫生服务认领协议和自愿服务工作承诺书，明确实际承担的工作量，实行工作月考核、季度考核、半年考核和年终考核制度。考核指标卫生院日常管理 40%，各卫生院之间半年交叉检查 20%，年底主管部门全覆盖核查 20%，县均等化指导中心全覆盖电话、现场核查 20%。实行人员动态调整，不能按承诺完成工作量者（低于 60 分），按年初签订的自愿承诺书，调岗或换人并放弃村医补助 7 000 元。

五、工作成效明显

通过紧密型县域医共体建设，基层医疗卫生机构医务人员的工作积极性被有效调动，基层医疗卫生服务能力和水平出现质和量大幅提升，基层医务人员人均绩效工资由原来的 800 元增长至 2 000 元，人员积极性显著提高，基层发展更具活力；基本公共卫生服务考核由原来全市倒数后几名到 2023 年度全市排名第三；2023 年，县域医疗次中心卫生院医疗收入达到上千万元的水平。

以保障全民健康为核心
推动紧密型医共体高质量发展

新疆维吾尔自治区昌吉州吉木萨尔县卫生健康委

新疆维吾尔自治区昌吉州吉木萨尔县地处天山北麓东端，总面积为 8 848 平方千米，服务人口 14.1 万人。近年来，吉木萨尔县以构建整合性医疗卫生服务体系为目标，聚焦"强基本、提能力、优服务"，全面推进紧密型县域医共体建设，取得了"政府得民心、卫生健康得发展，患者得实惠"的"三赢"效果。与 2022 年相比，2023 年基层门急诊人次增加 8.2%，基层诊疗量占比提升 5.1%。

一、持续高位推动，强化主体责任

（一）县委、县政府高度重视

将紧密型县域医共体建设工作列为全县重点民生任务，聚焦增强群众就医获得感高位推进。成立由县委书记、县长为主任，分管领导为副主任，卫生健康、医保、人社、编办、财政等相关部门为成员单位的医共体管理委员会。管委会定期召开会议，研究医共体建设工作，每月运用《昌吉州数说医改》专刊，全方位比对推进医共体建设进度，形成县委统筹、政府主导、部门协作、齐抓共管推动医共体建设的工作格局。

（二）完善政策设计

先后印发《吉木萨尔县全面推进县域紧密型医共体推进工作实施

方案》《深入推广"三明经验"深化"三医联动"综合改革实施方案（试行）》《吉木萨尔县人事薪酬制度改革方案》《吉木萨尔县医疗共同体实施方案》《吉木萨尔县医保资金打包预付实施方案》等政策文件，制定总医院章程，配套多项工作制度，制定总医院班子成员包联分院月指导机制。

（三）全面加强党的领导

成立医共体党委，由县委常委兼任党委书记，实行党委领导下的院长负责制。建立总医院内各机构共同参与、议事决策机制，实现权责一体的统一管理。政府聘任总医院院长和总会计师，实行年薪制。2023 年医共体党委研究聘任各分院、院区执行院长 12 人，调整基层分院院长 7 人。

二、完善运行机制，保障政策落实

（一）健全财政投入机制

在原有补助渠道保持不变、资金不减的前提下，县财政持续加大对基础设施建设、设备购置、信息化提升、人才队伍建设等方面的资金投入。邀请第三方对全县公立医疗机构的基础设施债权债务进行审计，债务纳入财政逐年偿还计划，累计化解公立医院债务 2 557 万元。为每个村卫生室每年拨付运行经费 10 000 元，同时将全县 395 名编制备案制人员补助经费由每人每年 20 000 元提高至 40 000 元，将具有不同执业资格的村医每月基本工资提高至持乡村医生证者 2 500 元、助理医师 3 000 元、执业医师 3 500 元。

（二）完善绩效考核激励机制

按照"两个允许"的要求，推行全员目标绩效工分制，将院区绩效分为临床医疗组、护理组、医技组、门诊医疗组、行政后勤组五大类，落实全员目标绩效工分制管理制度，县乡村三级医务人员积极性充分调动，医疗服务水平和服务质量同步提升，公共卫生管理逐步规范化，实现绩效精细化管理。牵头医院医务人员绩效从 2022 年人均 2 200 元增加到

3 000 元,各分院医务人员绩效从 2022 年的 800 元增加到 2 000 元;村医养老统筹购买实现全覆盖,村医月人均绩效从 2022 年的 600 元增加到 1 500 元。

(三)创新人才培养机制

出台《吉木萨尔县医疗卫生人才引进优惠政策》,建立 200 万元人才补助专项经费制度,多次赴疆内外招才引才,落实引进学科带头人 30 万年薪、专业骨干 25 万年薪、优秀本科毕业生补助 5 万元,2023 年引进学科带头人、业务骨干、柔性人才 36 名。派业务骨干赴福建、山西等地参加培训。依托"组团式"援疆,建立人才工作室 8 个,打造人才培训基地 2 个,全县开展岗位大培训、大练兵 5 轮次,培训县乡村医护 2 000 余人次。

(四)优化内部管理机制

成立医共体财务核算中心,实行基本公共卫生项目补助经费、医保基金"双打包",由总医院财务核算中心进行统一管理。财务核算中心根据各分院考核结果进行二次分配,以财务统一核算带领全面同效管理。建立总会计师制度,每月分析研判总医院财务状况及运营成果,提供决策支持;医共体内制定统一用药目录,实现全县慢性病用药县乡一致;实行药品耗材统一管理,每月对基层医疗机构的药房管理和用药安全等进行指导和监督检查。2023 年总医院牵头实行统一议价采购,药品耗材总体降幅 10.8%,节约资金约 450 万元。

三、提升服务能力,下沉优质资源

(一)以"县强"为基础,扩大服务供给

牵头医院入选"千县工程",以县域外转率高的疾病为重点,开展专科建设,有针对性地与自治区三甲医院建立长期技术协作关系,开展名医工作室创建,培养留得住、用得上的本地医疗骨干人才。累计挽救急

危重症患者 200 余人，医共体总院取得互联网医院资质并上线运行，方便群众线上就医。2022 年以来服务患者 50 余万人次，新技术、新业务达 20 余项，开展手术 4 000 余例，三级、四级手术占比达 54%。

（二）以"乡活"为目标，推进同质管理

通过总医院领导班子对口帮扶，以科包院的形式在各分院成立 10 个基层名医工作室，组建下沉专家团队 22 个、医务人员 70 名；定期安排基层医务人员到县级培训基地进行培训学习，呈现医疗人才下得去、留得住、上得来的新格局。对 10 家乡镇卫生院进行提质升级，更新配备生化分析仪、X 射线机、核磁、彩超、救护车等设备；实现"优质服务基层行"基本标准全覆盖，1 家达到推荐标准；基层服务各项指标均有所提高，逐步实现小病在基层解决的目标。

（三）以"村稳"为思路，助力能力提升

依托"昌吉健康云"平台建设实现县乡村三级信息化互通互联，医共体内实现电子健康卡、基本医疗、基本公共卫生、家庭医生签约服务、慢性病管理、"120"急救调度等数据共享和业务协同。以"行走的医院"为支撑，为村卫生室配备助诊包 80 个，电动巡诊车 80 辆，每日向群众开放 100 个北京三甲医院专家门诊号，心电、B 超数据实时上传，统一由县级医院诊断，让老百姓真正享受到二级以上医疗机构的资源，打通群众就医"最后一公里"。以"三师共管"（县级医院专科医师、乡镇卫生院全科医师、村社区健康管理师）模式推进家庭医生签约服务，重点人群签约率达到 90%。2023 年，开展远程影像 58 914 例，远程心电 8 995 例，远程门诊 1 200 例，利用助诊包诊疗 27 431 人次。

四、深化医保改革，优化支付方式

（一）明确总额范畴

以当年度 1 月 1 日为时间节点，以医共体划片服务区域内的职工、

城乡居民参保人作为医共体总额付费人群。同时，持续扩大家庭医生签约人群，探索实施职工、城乡居民参保人统一按县域内家庭医生签约口径纳入医共体总额付费管理模式。

（二）优化运行机制

为缓解医共体垫支压力，按照年度总额预算月均额度的 90% 建立医保周转金，年初拨付给医共体。按照预算总额的 5% 设立，根据医共体建设监测指标评价体系考核结果返还质量保证金。

（三）明确留用原则

改革医共体利益生成机制，充分发挥医共体对县域内外诊疗结构和医疗费用结构的调节作用，将医保基金结余部分纳入总医院医疗服务性收入，逐步探索建立"结余留用、合理超支分担"的责任共担机制。结余留用资金纳入医共体医疗服务性收入，决算后确定由医共体分担的部分，对分担超支费用、违规扣除费用等应由定点医疗机构承担的医疗费用，及时冲减应收医疗款。2023 年打包医保基金结余近 2 000 万元，医保结余基金主要用于医共体内医务人员奖励及医院发展，住院患者个人支出占比逐年下降，实现医保有结余、医疗机构有积极性、患者看病费用逐年下降的三者共赢局面。

第四部分

多措并举推进四个下沉

构建"四个一"新格局
打造运行高效的紧密型县域医共体

河北省石家庄市藁城区卫生健康委

藁城区紧紧围绕"人民群众得实惠、医务人员受激励、卫健事业上台阶"的目标，坚持建设和运行并重、利益和责任共享、治病与防病融合，着力从顶层设计、体制机制、运行体系、服务保障等方面下功夫，探索构建紧密型县域医共体"四个一"新格局，破解群众看病就医急难愁盼问题，让广大人民群众共享健康红利。

一、强化顶层设计，画好医改"一张图"

一是全面加强党的领导。藁城区坚持将医共体建设作为贯彻落实以人民为中心的发展思想的具体实践，区委主要领导多次主持召开专题会议进行研究，区委全会专门作出安排部署。组织成立由区委副书记、区长担任主任的医共体管理委员会，定期对改革事项进行研究调度，统筹推进医保、医疗、医药、医价的联动运行，确保改革的正确方向。**二是科学谋划改革思路。**结合藁城区实际，研究确定了以区人民医院和区中西医结合医院为龙头，以12所乡镇卫生院为依托，着力打造管理共同参与、责任共同担当、利益共享共用的医疗服务共同体。**三是建立健全配套政策。**在科学测算的基础上，制定出台了《医共体实行医保基金打包支付实施方案》《医共体内部绩效考核管理办法》，明确年度考核结果作为医共体财政投入、评先评优、书记院长年薪制等工作的重要依据和激励措施的重要内容。

二、构建高效机制，实现管理"一盘棋"

一是医疗事务统一管理。在"四个不变"基础上，两个医共体分别建立"一办九中心"（即医管委设置医共体管理委员会办公室，两个医共体分别设置行政管理中心、人力资源管理中心、医疗业务管理中心、公卫建教管理中心、信息管理中心、财务运营管理中心、医保管理中心、药械管理中心、后勤保障管理中心九个中心），赋予其对成员单位人、财、物及局机关有关业务的管理权限，具体负责医共体的日常运营管理，实现管办分离，打通权责障碍。**二是医疗人才统一引进。**为解决基层卫生人才紧缺的问题，研究出台了岗位设置方案和聘用制度，建立县招乡用、乡聘村用、轮岗派驻等人才引进、使用、管理机制。2023 年通过定向培养、特岗培训等方式培养全科医生 57 名，新招录人员 120 人。**三是药品耗材统一采购。**成立药事管理委员会，核实确定药品采购目录，医共体所需药品耗材从省药品集中采购平台集中进行采购，有效保证了药品质量，降低了药品价格。2023 年度完成药品耗材集中采购 3 211 次、金额 2 735 余万元。**四是医疗资源统一调配。**由牵头医院对所有成员单位的医疗设备资源进行登记造册、梳理整合，统一调配使用，实现合理有序分配。如，区人民医院向成员单位西关镇卫生院调配 1 台 CT、1 部救护车，投资 120 余万元为 42 所村卫生室配备心电监护仪等医疗设备。**五是医疗信息统一管理。**投资 1 000 余万元建成医共体信息化平台，开通远程会诊、远程心电、远程影像、医学检验、病理诊断和消毒供应等共享功能，实现医共体内检查检验结果上传互认，大大减少患者费用支出，实现"让信息多跑路、群众少跑腿"。2023 年开展远程心电 36 075 例、远程影像会诊 31 974 例，对发现的 15 名心肌梗死人员及时进行了救治。

三、畅通共建渠道，织密联动"一张网"

一是强化对上协作，主动接受名院名家辐射。区人民医院与北京名院专家团、航空总医院、安贞医院、市人民医院开展全方位合作，通过专科联盟、专家指导、名医带教、巡回查房、院内义诊等方式，筹建了疼痛诊疗中心，在胃镜室、骨科相继建立"张月寒教授工作室""杜俊杰教授工作室"。区中西医结合医院与省中医院、省胸科医院签署全面合作协议，加快重症呼吸中心、脑病科、康复科重点临床专科建设；开展师带徒活动，大力推动中医学科强势发展。**二是强化对下帮扶，补齐基层医疗短板。**区人民医院、区中西医结合医院两个牵头医院，在乡镇卫生院建立联合门诊、联合病房，派驻业务骨干开展教学查房、手术示教等"造血"工作。同时，组织开展基层管理能力提升和医务人员技术培训 700 余场、13 468 人次。根据各卫生院不同的发展特点制定重点帮扶项目，帮扶基层卫生院开展火针、放血疗法、拔罐疗法等中医治疗项目。通过多种方式帮扶，基层医疗服务能力明显提升。**三是强化考核质控，引领促进整体水平提升。**根据卫生院、村卫生室的功能定位，按照"同质化管理"要求，完善三级质量控制组织体系，实行医共体牵头医院质量与安全管理委员会统筹下的区对镇、镇对村的逐级管理考核。

四、强化"六项服务"，营造医患"一家亲"

一是强化双向转诊服务。建立县、乡、村三级疾病诊疗目录，优化医共体内部上下转诊流程，建立双向转诊绿色通道，转诊患者免收挂号费，优先就诊检查、安排住院。同时，开通医疗巡回车，每天免费接送双向转诊患者，目前已累计转诊 1 300 余人。**二是强化免费筛查服务。**对辖区居民实施全生命周期健康管理，2023 年组织开展了"35～64 岁人员免费健康筛查行动"，对筛出异常患者，一般人员由村通报结果，轻微病症的由乡镇卫生院入户诊治，稍重病情的由县级医院入户诊断，切实让患者不出户、不出藓就能享受良好医疗服务。2023 年检出血脂异常 6 344 人次、血糖异常 5 140 人次、心电图异常 6 859 人次，及早发现 35 岁以上人群中的冠心病、高血压、糖尿病等重要慢性病患者，并进行科学化、系统化管理，稳步提高重要慢性病的治疗率、控制率，减少并发症发生率、致残率及过早死亡率。**三是强化流动巡诊服务。**组建以牵头医院医务人员为主体，卫生院、村卫生室医生为补充的医疗巡诊团队，定期到各村开展巡诊服务，为群众开展常见病、多发病以及慢性病的初步诊治；编制常住居民和患病重点人群花名册，建立患病和服药情况台账，有效提高巡诊服务精准性。**四是强化网上诊疗服务**。区人民医院为全市首家开通互联网医院的县级医院，实行"护加家"延续护理服务，行动不便的患者在网上下单，即可享受到医共体内医护人员上门诊疗和护理服务。同时，开通在线问诊业务，极大提升医疗服务水平。**五是强化慢性病管理服务**。建立慢性病管理中心，由临床医师根据患者病情开具个性化健康管理处方，纳入健康路径管理，由线上健康管理师通过健康管理 app 及电话随访等形式进行健康指导、咨询互动，实现了对慢性病人群的精细化管理与延续性服务。截至 2023 年年底，区高血压患者 73 803 人、管理率达 99.7%，糖尿病患者 26 822 人、管理率达99.7%。**六是强化家庭医生团队服务**。充实并完善家庭医生团队，组建县级专科医生参加的县、乡、村三级 208 个家庭医生团队，为签约居民提供"一站式"全专科联动、中西医结合、医防融合的服务，并为签约患者开通绿色通道，构建了县乡村分层分级的服务体系，促进医防融合深入发展。截至 2023 年年底，已完成家庭医生签约 636 901 人，一般人群签约率达 95.3%。

五、医疗卫生事业实现了"两个转变"和"五个提升"

（一）实现服务能力与服务模式"两个转变"

一是实现由"强县级"到"强县域"转变，通过推行医共体，打通了区、镇、村三级医疗机构人、财、物的屏障，落实了培训、专家、药品、服务下沉，区域医疗资源的配置和使用效率得到整体提高。**二是医疗卫生体系实现从"以治病为中心"向"以人民健康为中心"转变**，通过改革，公共卫生领域投入显著增多，医疗卫生服务体系日益健全，群众多层次、多样化的健康需求得到更好满足。

（二）实现服务提供"五个提升"

一是就诊率明显提升。2023 年县域内就诊率达 73.3%，与 2022 年相比提升 10.0%，基层医疗卫生机构门诊量同比增长 58.0%，床位使用率增长 67.5%，患者回转率明显提升。**二是业务收入明显提升**。2023 年 12 所乡镇卫生院医疗业务收入 8 429 万元，同比增长 64.0%，其中增村、张家庄、九门卫生院同比增长 147.1%、124.7%、112.4%，体系整合效果逐步显现。**三是医保基金使用率明显提升**。签订医保基金打包支付协议，完成总额测算和医保基金打包支付。精准做好结余留用，2023 年度共发放结余留用资金约 1 199 万。**四是基层投入明显提升**。区政府融资 3.84 亿元支持人民医院、中医院和 3 个乡镇卫生院建设，投入 1 028 万元作为医共体日常运转经费，区人民医院争取中央省市公立医院高质量发展资金 3 700 万元用于医共体建设，基层医疗卫生机构的能力、设备、条件整体大面积提升。**五是群众满意度明显提升**。医疗机构门诊次均费用 137.4 元，同比降低 17.9%，住院患者人均住院费用 4 764.9 元，同比降低 16.3%，群众医疗费用支出大幅下降，人民群众就医的获得感、幸福感显著提升。

高位推进　全域融合
着力推进县域医共体建设

山西省阳泉市平定县

2017年开始,作为全省第一批县乡医疗卫生机构一体化改革试点,平定县高位推进、全域融合,着力推动医疗水平提升、医疗资源下沉,县医疗集团上接"三级医院、专科联盟、远程诊疗"三根天线,探索出县乡一体化改革的"平定模式"。

一、主要工作

（一）"高投入"多方保障强基础

近年来,平定县成立了以县委书记、县长任双组长,一位副县长统一分管医疗、医保、医药的医改领导小组和县医疗卫生管委会,高位推进县域医共体建设。各级政府投入2.3亿元,加强各级各类医院基础建设硬件提升。平定县医院完成新建医技楼、门诊大楼搬迁,成立阳泉市首家医检分离的健康体检部,启用基因扩增实验室,扩容血液净化中心。县妇幼保健院搬迁新办公大楼。选址新建的县中医医院于2021年6月开工建设。开展10家乡镇卫生院化验室、影像室、中医馆建设和218个村卫生室标准化建设,乡镇卫生院全部配备X射线机,全部村卫生室配备健康一体机。县域内就医环境得到极大改善、基础设施更完善、功能设置更合理。

（二）"六统一"全域融合促发展

2017年，整合县乡13家医疗机构，以县人民医院为核心、乡镇卫生院为成员成立了平定县医疗集团。2019年县疾控中心按照"一兼两管三统一"模式加入医疗集团，推动医疗卫生一体化改革全域融合。医疗集团实行党委领导下的理事长负责制，下设9个管理中心和9个业务中心。为切实强化医疗集团管理自主权，县卫体局向医疗集团下放人事、薪酬、财务、基层管理、医保和公共卫生资金支配"五项权力"，集团内部强化行政、人员、财务、业务、绩效、药械"六统一"管理，实现了县域内医疗卫生资源、利益、责任、服务一体化管理，降低了管理成本，提高了资源利用效率，促进了区域内医疗服务同质化发展。

（三）"上下联"分级诊疗惠民生

一是上接专科联盟，提升诊疗能力。加入区域救治联盟，创建了胸痛、卒中、创伤救治中心，加入27个专科联盟，先后开展了超声引导下的神经阻滞、宫腔镜电切手术、腹腔镜下食管裂孔疝修补术＋胃底折叠术、胸腔镜联合腹腔镜食管癌根治术等先进微创手术，技术实力明显增强，诊疗范围不断拓宽，老百姓在家门口获得更多优质医疗服务，社会效益和经济效益实现双丰收。**二是下沉优质资源，开展对口支援。**建立"科帮院"机制，县人民医院10个科室与10家乡镇卫生院结对帮扶，加强院科协作，上下联动，通过人才下沉、技术下沉、管理下沉、设备下沉，提升乡镇卫生院医疗质量。护理业务中心采取分片包点，小组结对方式落实"一院一优"护理帮扶机制。10家乡镇卫生院全部开展"优质服务基层行"创建，7家卫生院达到服务能力基本标准，2家卫生院达到服务能力推荐标准。**三是扩展诊疗病种，实现"家门口"就医。**县级医疗集团制定了基层常见病、多发病防治指南和县、乡两级疾病诊疗目录，分级诊疗病种扩展至146种。以高血压、糖尿病为管理重点，慢性病筛查、确诊、转诊、随访等连续性服务质量不断提高，基本医疗、公共卫生、健康咨询指导服务和慢性病全程跟踪管理，"基层首诊、双向转诊、急慢分治、上下联动"的分级诊疗模式正在形成。

（四）"信息化"智慧医疗提能力

一是建成县级综合医改监管平台。平定县被列为全省第二批"5G＋医疗"试点，以信息化赋能医共体高质量发展。建成县级综合医改监管平台，覆盖集团 13 家医疗机构，提高了医共体建设的动态监测、宏观调控和科学管理能力。**二是推动"互联网＋医疗健康"深度融合**。医疗集团内电子病历应用水平分级达到三级，医院信息平台实现数据共享。为 4 家乡镇卫生院上线 AI 智医助理、移动智能体检系统，购置 282 台健康一体机，有效地加强了村医慢性病管理和家庭医生履约能力，打通了村卫生室服务群众的"最后一公里"。**三是建成区域卫生信息平台**。以基层卫生管理为核心，分级诊疗、公共卫生管理、人财物六统一管理、集团监控等六项功能为一体的区域信息平台，实现基层医疗卫生系统互联互通。**四是构建远程医疗体系**。建成"上连三级医院下接乡镇卫生院"的远程医疗体系，与中国人民解放军总医院建立远程医疗会诊系统，每年为千余名患者进行远程诊疗指导。**五是完成全省监管平台数据对接**。投资 120 万，完成了全省监管平台数据对接，并获批互联网医院资格，为打造智慧就医新模式开辟了路径。

（五）"重传承"中医药服务建特色

积极创建"全国基层中医药工作示范县"，县中医医院成为"全国中医药适宜技术培训基地"，生殖健康与不孕不育科被评为省级重点专科，脑病科被确定为山西省"农村医疗机构特色优势在建专科"。和鹊山村共建"山西省中医药文化宣传教育基地"，开展中医特色疗法 10 项、特色护理 6 项、非药物中医治疗方法 61 项。7 家乡镇卫生院成功创建省级中医特色乡镇卫生院。

二、主要成效

（一）医疗服务能力大幅提升

2023 年，医疗集团内上转率下降 63.6%，外转率下降 15.9%。总诊疗人次上升 24.7%，门诊人次上升 15.9%，急诊人次上升 37.6%，业务收入增加 5.2%。乡镇卫生院总诊疗人次增长 14%，手术人次增长 8.6%。

（二）群众就医负担显著降低

2023 年，平定县患者平均住院日下降 0.4 天，医疗服务收入占比上升 11.4%，药占比下降 16%，医保出院患者自付次均费用下降 11.2%。五年来，患者满意率由 97.5% 上升到 99%。

打造县域医疗次中心
推进区域医共体高质量发展

江苏省扬州市高邮市卫生健康委

2023 年以来，高邮市保持原有的"县域""区域"两个层级不变，以 4 家农村区域卫生中心为龙头，建成县域医疗次中心，整合周边一般乡镇卫生院，组建区域内医共体，扩大覆盖范围。四家区域医共体分别加入两大医疗集团，紧紧围绕高质量发展目标，重点加强康复疼痛、内窥镜、血液透析、妇儿、口腔、中医等诊治中心建设，序时推进"十大功能中心"提档升级，增强区域医疗中心的辐射能力，以补短板为重点协同带动全市基层医疗卫生机构错位发展，初步构建上下协作联动、"县域 + 区域"共建、一体化管理的紧密型医共体发展模式。

一、主要做法

（一）开展"三个探索"，激活区域内生动力

一是探索建立医疗技术顾问帮扶机制。高邮市以医共体建设为抓手，发挥医共体资源优势，促进优质医疗资源扩容下沉，帮助医共体成员单位"强骨"。医共体牵头医院建立"以科带院"帮扶机制，选派优秀科主任到成员单位挂职"技术顾问"；探索区域总药师负责的模式，统筹医共体内药事管理工作。**二是探索区域医保基金统一打包付费。**在医管委的协调下，卫生健康、医保、市场监管、财政等部门加强联系、密切协商、达成共识。2022 年，选择以三垛、临泽两家区域医共体为整体，

医保基金在原有的基础上增加 5%，统一打包给牵头单位。2023 年继续扩大覆盖范围，将三家成员单位统一打包给三垛区域医共体，建立了总额共包、医疗共管、利益共享、风险共担"四共机制"，充分发挥医保基金最大效能。**三是探索专业公共卫生资源共享。**选取心脑血管、内分泌、慢性阻塞性肺疾病等病种，遴选医共体牵头医院内 43 名主治及以上医师，成立高邮市家庭医生签约服务专家库，为成员单位家庭医生签约服务团队提供技术支持和业务指导。发挥医共体融合优势，优化国家基本公共卫生服务项目资金执行方案，积极打造高邮市东部公共卫生中心，建立完善的"三师服务"制度、优化绩效奖励机制和医防融合体系。在村卫生室管理、慢性病管理、突发公共卫生事件或疫情防控处置上，通过指导、支援、协作进一步提升管理效果和重大疫情防控效能。进行医共体内公共卫生工作项目分工，按能力分块负责质控，重点工作统一调配力量，村级考核统一项目标准，人员绩效发放统一计算尺度，围绕"做真、做实、做好"，不断深入推进公共卫生工作，用活用强考核杠杆。

（二）打造"三个中心"，增强区域发展后劲

充分发挥两家县级公立医院的人才技术优势，促进优质医疗资源纵向流动、有效下沉，均衡布局、共同提高。**一是高水平打造五大救治中心。**胸痛中心通过国家胸痛中心标准版认证，创伤中心成为国家创伤救治联盟创伤救治中心建设单位。同时，推动急诊急救关口前移，帮扶 4 家农村区域性医疗卫生中心建立网格化胸痛、卒中救治单元，打通胸痛、卒中救治的"起跑第一公里"。自运行以来，共规范接诊胸痛患者 35 例，转诊上级胸痛中心 21 例，其中确诊得到及时救治 15 例，已规范上传平台数据 19 例；共规范接诊卒中患者 78 例，转诊上级卒中中心 60 例，其中确诊得到及时救治 58 例。**二是高标准打造五大支持中心。**2018 年，市财政投入 200 万元建立县域内五大支持中心，并且每年追加 100 万元经费补助给牵头单位，实行"基层检查、上级诊断"，落实检查检验结果互认。2022 年，两家县级公立医院累计为成员单位提供集中消毒供应 5.7 万包（件）、病理诊断 6 568 余例、检验近 1.9 万人次、影像

（心电）会诊 5 373 余人次。此外，高邮市人民医院医疗集团还投入 30 万元建成智能远程心电网络，免费为成员单位提供智能 AI 设备 29 台，以解决基层人才匮乏和能力不足问题。近三年来，累计诊断心电 5 000 余例，发现异常心电占比 17% 左右。自胸痛中心建成以来，年收治 300 余例心肌梗死患者，急诊经皮冠状动脉介入治疗（PCI）手术 120 余例，抢救成功率达 96.8%。**三是高质量打造 17 个质控中心。**委托两家县级公立医院组建 17 个质控中心，定期指导各成员单位实施统一的临床和业务管理技术规范，做到规章制度统一、技术规范统一、业务指导统一、工作考核统一，实现县域内医疗资源共享、医疗质量同质化发展。同时以 4 家区域医共体为载体常态化开展区域内集中前置审方，各成员单位（包括村卫生室）合理用药水平明显提升，用药结构更趋合理，抗菌药物、中药注射剂使用强度明显降低，部分核心指标如药占比、激素使用率等回归正常范围。卫生健康部门通过监管平台每月进行汇总通报。

（三）落实"三个优先"，做强区域中心枢纽

聚焦医疗资源供给侧结构性改革，以农村区域医疗卫生中心建设为载体，在与周边一般乡镇卫生院错位发展的同时，发挥"中心"的承载、辐射功能，促进协作联动、发展共荣。**一是资源优先配置，巩固发展基础。**提升床位总数，4 家农村区域医疗卫生中心平均设置床位 120 张以上，占基层总床位数的 50.6%。引进先进设备，优先为 4 家农村区域医疗卫生中心增加适宜仪器，均配备 CT、彩超、腹腔镜、全自动生化分析仪等大型医疗设备，其中 2 家配有核磁共振设备。拓展服务功能，相继在 4 家农村区域医疗卫生中心建设"120"急救点、血液净化中心、发热门诊和基因扩增实验室，充分发挥"枢纽"作用，形成全县域"15 分钟急救圈""半小时血透圈"和"4 小时核酸检测圈"。**二是人才优先匹配，完善发展支撑。**给足编制，4 家农村区域医疗卫生中心编制总数占基层总编制数的 54%。给足份额，近 5 年累计为 4 家农村区域医疗卫生中心招聘卫生技术人才 112 人，占基层招聘总量的 48.7%。给足激励，实行院长年薪制，平均年薪达 19.03 万元。实行骨干人才协议工资制，每年市财政单独预算 200 万元予以补助。**三是技术优先帮扶，提升**

服务水平。充分借助苏北人民医院和县级两大医疗集团平台优势，在基础建设、规范流程、专科建设、人才培养、医院管理等方面给予帮扶，共开设专家工作室 34 个、联合病房 6 个，拓展了内镜检查、微创、康复疼痛等一批新技术、新项目。

二、取得成效

（一）基层医疗服务能力实现了大提升

在医共体牵头医院的指导帮扶下，高邮市基层医疗卫生机构已创成江苏省社区医院 6 家（占 40%），通过"优质服务基层行"服务能力推荐标准 9 家（占 60%），现有省级特色科室 7 个、市级特色科室 38 个。2023 年基层诊疗人次数占比达 74.2%，4 家农村区域医疗卫生中心开展手术率达 74.8%。

（二）基本公共卫生服务质量实现了大优化

国家基本公共卫生服务项目完成率保持在 98% 以上，全人群和重点人群家庭医生签约率分别提升至 30.7% 和 73%，县域内重大疾病、突发传染病发病率同步降低 11%，慢性病过早死亡率下降 9.6%。糖筛工作站建设等以慢性病防治为核心推进医防协同、医防融合取得有效突破。

（三）分级分层分类救治体系日趋完善

在县域内实现三级分诊服务模式，逐步建立三级病床互转制，形成轻型患者在一般乡镇卫生院，中型、偏重型在农村区域医疗卫生中心，重型、危重型转县级公立医院的有序就医格局。基层网格化胸痛救治单元与市胸痛中心通力合作，最短用 68 分钟为一名前降支 95% 狭窄伴不稳定斑块患者植入心脏支架。

围绕"提能力、优资源、强供给" 推进紧密型医共体协同联动发展

安徽省宣城市泾县卫生健康委

泾县常住人口27.6万人,60岁及以上人口占比26.9%。近年来,泾县针对县域服务人口少、山区乡镇留守老人和儿童多等情况,大力推进紧密型县域医共体内涵建设,提升县域医疗机构服务能力,有效下沉优质医疗资源,以县带乡,县乡一体协同联动发展,让群众就近就便享有更加公平可及、系统连续的健康医疗服务。

一、实施乡镇卫生院分类管理,有效提升承接能力

一是实行精准分类。根据基础条件、服务能力、区域人口、地理位置等因素,泾县对11所乡镇卫生院分三类进行管理。将1所服务能力强、服务人口多、辐射区域大的乡镇卫生院作为一类卫生院进行管理,8所服务人口在10 000～20 000人的乡镇卫生院作为二类管理,2所距离城区较近的乡镇卫生院作为三类卫生院进行管理。**二是实行精准施策。**县财政对一类、二类、三类乡镇卫生院分别投入960万元、180万元和120万元,专项用于分类乡镇卫生院的基础设施改扩建、特色专科建设等。医共体牵头医院根据乡镇卫生院发展方向和实际需求实行精准帮扶。将一类管理卫生院确定为辐射一定区域的县域医疗服务次中心,以医防融合、血液透析、中医康复、院前急救为重点进行发展。二类管理卫生院在承担区域常见病、多发病的门诊诊疗和住院服务基础上,根据自身优势发展特色专科。三类管理乡镇卫生院以基本公共卫

生服务和基本医疗为基础进行发展。**三是提升基层服务能力**。通过对乡镇卫生院进行分类管理，在医共体牵头医院帮扶指导下，基层医疗服务能力明显提升。2023 年，基层门急诊人次占比达 60% 以上，1 所乡镇卫生院顺利创建为安徽皖南片区首家"胸痛救治单元"，1 所乡镇卫生院在全市率先增设血液透析室，2 所乡镇卫生院成功创建二级综合医院，2 所乡镇卫生院针灸推拿、中医皮肤科获批"宣城市中医特色专科"，3 所乡镇卫生院中医馆获"市示范中医馆"称号，11 所乡镇卫生院中有 6 所设置了口腔科并配备了专职口腔医护人员，2 个医共体牵头医院分别在 2 个乡镇卫生院建立农村急救点。

二、实施县域医疗卫生振兴工程，填平补齐短板弱项

一是高位统筹推动。泾县县政府专门印发了《泾县县域医疗卫生振兴工作实施方案》，将县域医疗卫生补短板工程纳入全县深化改革工作年度要点及长三角一体化发展工作要点中，统筹调度推进，确保工作取得实效。**二是突出重点实施**。投资 4.3 亿元的县级公立医院医疗应急中心大楼、业务综合大楼及泾川镇卫生院迁址新建项目将投入使用，全县总床位数将增加到 2 044 张，千人床位数可达 7.51 张，提前达到"十四五"规划确定目标。开设县医院精神病区，先期设置病床 60 张（可开设病床 240 张），补齐了县域无精神病专科的空白。**三是强化县域龙头**。依托医共体牵头医院"千县工程"和全国县级医院医疗服务能力提升建设，大力提升医共体牵头医院服务能力，2 所医共体牵头医院成功晋级为三级综合医院和三级中医医院。建成国家级胸痛中心（基层版）、卒中中心、房颤中心（基层版）及县级危重孕产妇救治、危重儿童及新生儿救治中心，创伤中心被中国创伤联盟确定为建设成员单位。通过对肿瘤、心脑血管、精神等疑难重症疾病县域外就诊数据进行统计分析，针对性加强医共体牵头医院重点专科、薄弱专科等建设。截至 2023 年，共建有内分泌、泌尿外科等 7 个省级重点专科和重症监护室、微创外科等 16 个市级重点（特色）专科。2023 年，2 所医共体牵头医院三类及以上手术占比达 65.4%、床位使用率达 79.8%，平均住院日 7.7 天，CMI 达 1.04，县域内就诊率达 91.1%。

三、医疗资源上下联动，提升服务管理水平

一是下沉派驻帮扶。医共体牵头医院下派 11 名业务骨干到基层医疗卫生机构担任业务副院长，组建 15 支由 110 余名各科室人员组成的帮扶团队定期到基层医疗卫生机构开展"帮、传、带、教"。建立了医防协同机制，按 2：2：1：1 的比例从 2 个医共体牵头医院、县疾控中心和县妇计中心选派技术骨干到乡镇卫生院驻点工作 1 年，开展疾病预防、筛查、诊治、康复等一体化服务，帮扶人员到期轮换。所有医护人员派驻帮扶期间，工资福利待遇不变，帮扶时限和成效与职称晋升挂钩。**二是上派进修学习。**实施医共体基层医疗卫生机构人才培养"3860"工程，分年度安排 30 名乡镇卫生院医、护、技业务骨干到牵头医院进行为期 3～6 个月的进修，安排 80 名村医到牵头医院进行中医药适宜技术等培训，把农民颈肩腰腿疼等慢性疾病解决在基层。持续开展乡村医生订单定向委托培养工作，先后招录 60 名学生到安徽卫生健康职业学院学习。县财政补助每人每年 3 900 元学费及 4 500 元生活费。第一批培养的 16 名村医在医共体牵头医院完成实习后已分派到村医岗位。**三是激发人才活力。**县委、县政府专门印发了《泾县医疗卫生人才引进和培养实施办法》，对重点引进的具有较大发展潜力、临床和科研能力较强六类专业技术人才在安家安居、项目扶持、职称待遇等方面给予不同的奖励激励。截至 2023 年年底，共兑现高层次人才安家补贴 120 万元。建立了公立医院"动态调整、周转使用、人编捆绑、人走编收"周转池编制管理新机制，共有 620 余名专业技术人员被纳入，为公立医院人才队伍建设提供可持续的编制保障。

四、探索创新医保政策，建立倾斜激励机制

一是多元支付激励。实施以 DRGs 支付方式为主、门诊慢特病 2 种支付方式为辅、三类群体 3 种支付方式为补充的"一主两辅三补充"多元化复合式支付方式改革，并将医共体中医院、中医优势病种纳入 DRGs

付费结算管理，医共体医疗机构覆盖率和病种覆盖率均达到 100%。同时，建立了医疗服务价格调整和药品集中采购医保基金激励机制。2023年度，动态调整、新增医共体医疗机构 31 项医疗服务项目，对 13 家医共体医疗机构发放年度药品集中采购激励资金 207.3 万元。**二是创新慢特病支付**。在全市率先探索城乡居民门诊慢特病支付方式改革，实行总额预算管理，建立"结余留用、超支不补"绩效评价机制。2023 年，医共体医疗机构门诊普通慢性病次均费用同比下降 7.2%。常态化开展"两病"人员的排查，卫生健康和医保部门协同建立了国家基本公共卫生服务项目管理信息系统数据共享、动态比对调整机制，主动筛查认定"两病"管理 12 000 余人。**三是建立倾斜机制**。为有效促进基层医疗卫生机构提供更多的医疗服务，提高医保基金的使用效率，全面推进基层医疗卫生机构适宜日间病床收治住院病种按病种付费、精神病住院按床日付费和中医药适宜技术门诊按病种付费"三类"改革，2023 年，11 所乡镇卫生院提供"三类"改革服务 3 642 人次，医保基金支付 1 142.3 万元。

五、强化同质管理控制，提升服务质量水平

一是织密管控网络。医共体牵头医院成立医疗、护理、院感、病案、口腔等 23 个专业质控中心及相应的医疗质量同质化管理小组，制定医共体内统一的医疗质量控制标准和评价体系，县财政给予每个质控中心每年 10 000～50 000 元的专项经费补助。**二是强化过程监管**。医共体各质控中心常态化开展医疗质量管理和评价工作，监督指导医疗机构和医务人员严格遵循临床诊疗指南、临床技术操作规范、行业标准和临床路径等有关要求开展诊疗工作，严格遵守医疗质量安全核心制度，做到合理检查、合理用药、合理治疗。每年举办药事、护理、急救等一系列技能竞赛，以赛代训、以赛促学，有效提升医疗质量安全水平。**三是突出"以质为先"**。建立以医疗质量安全为导向的绩效分配机制。医疗机构成立医院质量与安全考核委员，把医疗、护理、病案等质量管理，以及核心制度执行、合理用药、满意度作为绩效考核的重要内容，考核结果与绩效分配、聘任、晋升、评先评优挂钩。

依托紧密型县域医共体建设
促进优质医疗资源下沉基层

福建省福州市平潭综合实验区卫生健康委

近年来，福建省福州市平潭综合实验区医共体总医院紧紧围绕"强县域、强基层"目标，结合基层分院反映的突出问题，通过设立名医工作室、区级医院医生常态化下基层、开设联合病房、畅通双向转诊机制、开展远程大查房及线上学习、强化医疗质量监管等措施持续推动优质医疗资源扩容下沉，提升基层医疗卫生机构服务能力，让群众更有"医"靠。

一、引进名医工作室，强化区医院"龙头"作用

为强化医共体牵头医院平潭区医院的"龙头"作用，平潭综合实验区积极导入区外优质医疗资源，充分发挥中国人民解放军总医院、福建医科大学附属协和医院等三甲医院专家团队的传、帮、带作用，提升区医院临床专科服务能力。2023 年福建医科大学附属协和医院使胸外科、血液科、介入科、健康管理科 4 个特色专科进驻平潭区医院，国家耳鼻咽喉疾病临床医学研究中心将平潭区医院纳入网络成员单位。目前平潭已引进 15 个名医工作室，其中 13 个名医工作室已经运行，相关专家团队定期在区医院开展门诊、手术，填补区内多项临床技术空白。2023 年名医工作室门诊共接诊 1 460 人次、开展手术 171 例，从医疗技术、人才培养等多个方面持续助推区医院临床专科建设，让更多患者在家门口享受国家级、省级专家服务，品牌效应初显。

二、开展对口帮扶，实现医务人员下沉常态化

一是开展区级医院医师下基层对口支援。针对基层医疗卫生机构服务能力总体偏弱的现状，区总医院自 2022 年起开展区级医院医师下基层对口支援活动，根据各基层分院需求，选派区医院、区中医院中级以上职称医师每月定期下沉基层。2022—2023 年共派出医务人员 477 人次，为基层就诊患者提供诊疗服务 4 408 人次，与基层医务人员开展病例讨论 138 次、教学查房 254 次，举办学术讲座 163 次，培训基层医务人员 1 224 人次。同时，结合重大节日不定期组织省、区级医院专家赴边远小岛卫生院开展义诊活动。**二是建立区医院专家村卫生所巡诊制度。**为进一步夯实村级医疗服务网底，牵头医院制定了《平潭综合实验区医院畅通健康服务"最后一公里"巡诊方案》，建立区医院专家村卫生所巡诊制度，由 1 个领队 + 1 个协调员 + N 个临床专家组成"1 + 1 + N"的巡诊队伍，分赴全区各村卫生所开展业务培训、义诊、入户健教、科所共建等活动。2024 年，区总医院正在收集区内 126 家村卫生所信息，制作联系表和村所地图，分区域制定巡诊计划。

三、开设联合病房，提升基层住院服务能力

针对各基层分院住院业务萎缩的问题，2023 年制定出台《平潭综合实验区总医院联合病房建设试点实施方案》，在 8 家基层分院启动联合病房试点，由区医院、区中医院分别与基层分院共同管理，提升基层床位使用率，引导康复期患者下沉基层。联合病房采用"1 + 1 + 1"团队帮扶模式，下派 1 名区级医院临床科室业务骨干担任联合病房主任，1 名护士长（护理骨干）担任联合病房护士长，1 名信息科人员负责信息技术支撑，每周安排 2 次联合查房，区级医院专家和基层分院工作团队每月召开 1 次联合例会。2023 年已设立联合病房床位 37 张，区级医院专家与基层分院医务人员开展联合查房 103 次，教学培训和病例讨论 78 次，带动提高基层分院诊疗能力。2023 年基层分院床位使用率达

36.8%，较 2022 年提高 9.6 个百分点。

四、畅通双向转诊，引导患者基层首诊

针对基层分院医技检查设备或人才不足问题，区总医院制定完善双向转诊工作方案，明确门诊、医技检查、住院转诊服务的流程和服务内容。在医共体牵头医院设立双向转诊中心，建立双向转诊工作专班，向各乡镇卫生院、村卫生所医务人员公布 24 小时服务电话，并组建工作联络群，指定专人负责对接患者门诊和检查检验、住院床位预约事宜，初步形成基层首诊、双向转诊、急慢分治、上下联动的就医格局。其中，针对转诊医技检查患者，牵头医院还建立了检后阳性报告闭环诊疗服务制度，由相应的临床科室医生联系基层医生进行随访，指导其完善治疗方案或安排转诊。针对边远小岛患者外出就医不便（渡船班次有限）的问题，区医院为离岛卫生院开辟就医绿色通道，离岛转诊患者当天完成就医流程，减少离岛患者来回奔波。双向转诊中心启用后 3 个月内已累计为 367 名基层医疗卫生机构转诊患者优先提供门诊、医技检查（CT、冠状动脉增强 CT、彩超等）、住院转诊服务。

五、强化数字赋能，开展远程大查房和线上学习

一是建立远程查房制度。针对基层医务人员工学矛盾突出的问题，区总医院建立了远程大查房制度，依托平潭综合实验区统一的远程视频系统，固定每周二上午组织区医院专家对基层分院收治病例进行点评分析，各基层分院临床科室医护人员共同收看参与互动交流，通过直观生动的案例点评，帮助基层分院查找住院患者治疗、管理薄弱环节，并给出指导意见，将区级医院住院诊疗服务和管理规范传授给基层医务人员，提升基层住院服务能力。**二是建立常态化业务学习制度。**利用腾讯视频会议系统建立常态化业务学习制度，组织区总医院各成员单位医务人员固定每周二晚上开展线上学习，内容涵盖临床常见病诊疗、急危重症早期识别、季节性疾病诊治要点、医疗质量控制等。

截至 2024 年 1 月，已连续举办 10 期线上学习，全区医务人员累计参与 7 320 人次，帮助全区尤其是基层医务人员知识结构优化和动态更新。

六、强化医疗质量监管，提升同质化管理水平

为提升医共体各成员单位的医疗质量同质化管理，2023 年以来，实验区依托牵头医院先后成立了院感、护理、药事管理、临床检验、病案管理、心血管内科 6 个医疗质量控制中心，从各成员单位遴选业务骨干作为中心成员，加快建立相关工作制度，填补了实验区质量管理中心的空白。其中，院感、护理质控中心已进入常态化运作，已对各成员单位的院感、护理工作开展培训和巡回检查，指导基层分院规范落实医疗质量核心制度，切实筑牢医疗安全的底线。

突破体制壁垒　打造紧密型县域医共体

山东省东营市河口区卫生健康局

河口取名于"黄河入海口"，位于黄河尾闾、渤海之滨，面积 2 270.4 平方千米，常住人口 19.7 万，辖区内油田、军队、地方不同主体兴办医院长期并存，"企地分治、各自为政"，导致医院定位雷同、重复投入、相互制衡，造成了极大的资源浪费。因而，在借鉴"三明医改"经验的基础上，河口区提出了"党委主导、政府推动，机制创新、资金保障，资源优化、能力提升"的医共体建设总体发展思路，通过改革创新，有效解决了一批制约诊疗能力的堵点、难点问题，全区整体医疗服务能力全面提升，分级诊疗格局逐步形成。

一、强组织、建机制，构建发展新格局

（一）强化组织领导

将"三医联动"改革纳入区政府重点工作和考核任务。成立了由书记、区长任"双主任"，区委组织部、编办、发展改革、财政、卫生健康、医保等 11 个部门主要负责人任成员的区医共体管理委员会，成员单位密切配合，高效推动医共体改革。建立区医共体管理委员会成员联席会议制度，定期沟通会商，集中解决了一批急需人才引进、医保资金打包付费等改革中暴露出的难点堵点问题，推动了医改纵深发展。

（二）搭建业务框架

搭建了由区人民医院牵头，涵盖全区95家医疗机构的紧密型县域医共体。实行总院分院制，构建"1＋3＋N"的业务架构，建成1个紧密型医共体集团，3个专科联盟和17个特色共建科室。在管理层面实行"1＋1＋10"模式，即成立1个医共体集团党委，确定1个医共体集团管理委员会，并在总院设立党政办、人力资源部等10个集团职能部室，实体化办公。明确总院、分院功能定位，构建分工合作的医疗卫生服务体系。

二、整资源、提能力，注入发展新活力

（一）持续强内力，抓融合

针对区内医疗机构"小、散、弱""地企分治"等问题，积极推动油地医疗机构全面融合，先后完成资产评估、财务审计、资金测算、组织关系划转等工作，将8家油地医疗机构融合组建成3家政府公益性医疗机构，整合人员516人、划转资产1.3亿元，彻底打破医疗机构"油地分治"局面，跑出医疗服务水平提升"加速度"。如区第二人民医院，两年来恢复外科、妇产科、麻醉手术室，设立疼痛、风湿等专家门诊9个，开展新技术50余项，门诊量增加30%，三、四级手术占比增加60%。

（二）持续借外力，抓共建

区人民医院与市人民医院、区第二人民医院与胜利油田中心医院、区妇幼保健院与滨州医学院附属医院、区精神卫生中心与省精神卫生中心先后建立紧密型医联体。共下派30人的管理团队、168人的专业技术团队，通过入驻管理、派遣专家、专科共建、名医带教、业务指导等方式全方位提升河口区医疗水平。全区建成省级重点专科1个、市级重点专科6个，开通多学科远程会诊，并实现超声影像远程会诊常

态化,整体诊疗水平、危重症患者诊疗能力大幅提升,区域就诊率达到
85.9%,区级公立医院住院量占比达 81.8%,较 2021 年、2022 年分别增
长 35.8 个百分点、3.6 个百分点。

三、抓契机、辟路径,打造示范试点新模式

(一)扎实推进医共体中心药房试点

统筹考虑全区慢性病患者用药需求、药品疗效等多重因素,不断优
化中心药房供应目录药物配比、完善药品种类,基层医疗卫生机构配备
药物从原来的 200 余种提升到目前的 1 500 余种。建立医共体药事管
理与药物治疗学委员会,打造"医联体 - 医共体 - 中心药房"统一药事服
务全新帮扶模式,点评处方 7 000 余张。建立共享药房信息化模块,实
现药品采购计划线上审核、统一采购、精准配送,医共体内药品配送 3
天到货率达 81.2%,到货时间缩短近 1 天。建立易短缺、急抢救等药品
常态化储备机制,中心药房储备药品数量达 30 种。河口区被全省县域
医共体中心药房试点评估为"优秀"。

(二)推动"慢性病四层人群"医防融合一体化管理

建立以区镇村三级家庭医生团队为网底的"慢性病四层人群"(重
大疾病患者、多病共患的患者、贫病交加的患者、三高患者)三级协同、
医防融合一体化服务体系,完善区域预防、筛查、治疗、康复闭环管理
路径,实现慢性病患者全过程、全周期健康管理。充分发挥医保资金、
基本公共卫生资金的杠杆作用,将慢性病患者转诊率和接收率等内容
作为考核指标,建立激励约束机制,督促各级医疗机构参与慢性病患者
管理。截至 2023 年年底,全区已管理"慢性病四层人群"24 851 人,其
中重大疾病患者 2 101 人,多病共患的患者 5 040 人,贫病交加的患者
85 人,三高患者 17 625 人。

四、寻突破、找切入，创新实践新举措

（一）完善服务网络

用活用好新打造的村居公共卫生阵地，充分发挥组织协调和动员发动力强的优势，围绕村居公共卫生 19 项职能，统筹协调调度网格员、计生专干、村（居）民代表开展公共卫生服务、宣传卫生惠民政策、收集群众反映问题，定期协商解决村（居）民健康需求和辖区内主要公共卫生问题 208 项。

（二）推动信息共享

与医保部门建立外流患者信息共享机制，对每月推送数据进行分类、追踪、建档，精准掌握患者诊疗动态及康复需求，针对性地制定个性化健康管理方案，积极上门开展家庭医生签约，为其提供基本公共卫生、药品配送与用药指导、上门诊疗、长期处方、健康咨询、心理疏导、区内转诊"绿色通道"等全方位配套服务。2023 年，区参保人员慢性病（含重大疾病）就诊共计 20 661 人次，其中区外就诊 7 428 人次，占 36.0%，已全部提供个性化健康服务。

（三）强化数据运用

投资 2 300 万元建成区医疗卫生大数据中心，涵盖医共体平台、区域心电中心、区域影像中心等六大板块、51 项功能模块。2023 年以来，为基层患者开展远程心电诊断、远程影像 1.5 万人次，为群众节省开支 80 余万元。创新实施居民"360 度"智慧化管理，投资 200 万元打造三高六病医防融合慢性病管理系统，通过体检、日常监测、问卷调查等方式，收集居民个体健康指标，将数据转化为"健康画像"，为医生和居民提供健康参考，逐步完成居民全生命周期的健康监管。

（四）畅通人才流动

医共体集团实行人员统筹使用，建立医共体内人员柔性流动、双向交流机制。2021 年以来，以医共体总院总量控制身份招聘卫生类专业人才 15 人，分配到区妇幼保健院和区第二人民医院，实现油地融合医疗机构 17 年来新进人员零的突破。先后选派 16 名业务骨干担任基层医疗卫生机构业务院长，下派 45 名专家帮扶开展特色专科建设。2024 年正在探索实施乡村医生"区招镇聘村用"机制，设定"基层总量控制"岗位，科学制定招聘计划，落实政策补贴、畅通职称晋升渠道，利用三年时间充实乡村医生队伍。

五、改革成效

一是统一管理主体。打造紧密型县域医共体，关键在于管理主体的统一。河口区以深化国有企业改革、剥离国有企业办社会职能为契机，推动了企地医疗机构融合事项，整合全区医疗资源，成立了医共体集团党委和管理委员会，统一了管理主体，实现了党委领导下的总院长负责制。充分发挥医共体党委的政治功能、组织功能、整合功能、服务功能、创新功能，为提升紧密型医共体运行质效奠定良好的组织基础。**二是统一规划布局**。通过紧密型县域医共体建设，将所有医疗机构从"竞争者"变成了"一家人"，从顶层设计上对总院、分院功能定位和服务区域进行重新梳理划分，二级医院重点救治疑难重症患者，通过专科联盟、科室共建、百名医师下基层、三级联动全专结合的家庭医生、乡村派驻巡诊等，把常见病、多发病引导在基层解决，实现了基层首诊、双向转诊、急慢分治、上下联动的分级诊疗格局，为群众提供高质量、高效率、全方位、全周期的健康服务。2023 年基层诊疗率达到 70.6%，分别较 2021 年、2022 年增长 37.5%、5.6%。**三是统一管理运行**。医共体的核心在于"共"，即通过优化管理和运营机制，将医共体内各医疗机构构建成管理共同体、责任共同体、利益共同体、服务共同体。河口区构建了"1 + 1 + 10"管理构架，建立"人才周转池"，畅通人员柔性流动机制；实现财务监管中心实体化运行，完善内审内控机制，持续推进医共体经济运行管理和内涵建设；建立医保中心，实现医保基金打包预付，落实落细绩效考核，推动县域医疗机构主动控费，引导参保人员在基层首诊、在县域内就诊；成立质控中心，建立医疗质控管理体系，逐步实现医共体内医疗服务同质化；建成医疗卫生大数据中心，开通智慧云家医小程序，形成"360度健康画像"，让基层群众足不出户就能进行健康自检，实现基层群众医疗和公共卫生服务"掌上办理"，打造慢性病四层人群全生命周期健康管理新模式。

一体两翼同频共振　一院多区同向聚合
着力打造紧密型县域医共体升级版

湖北省荆州市公安县卫生健康局

公安县以"三医联动、统筹发展、集团办院、同质管理"为目标，坚持"试点探索、稳妥有序、融合发展"的原则，在原来由两家三级医院牵头的"两大医共体"基础上，组建公安县人民健康总院，按照"顶层建构架、横向办中心、纵向推整合"的思路，通过"托管""共管"等措施路径，打造"一院四区十六诊疗中心"的紧密型县域医共体升级版，形成了"一体两翼同频共振、一院多区同向聚合"的新格局。

一、主要做法

（一）统筹谋划，高位推进，着力突破医改深化难点

一是强化保障促发展，统筹谋划细方案。2019 年，县人民政府办公室印发《公安县医疗服务共同体建设和发展实施方案的通知》，成立以县人民医院与县中医医院分别牵头的两个县域"医共体"，明确了县域医共体建设基本原则、主要目标及具体工作模式等关键性问题，做到了政令统一、目标一致。2022 年，县委、县政府两办印发《公安县县直医疗机构差异化发展的意见》，统筹规划县直各医疗机构功能定位和发展方向，有效避免机构间同质化竞争，形成错位竞争、有序发展的有力格局。2023 年，县委、县政府两办印发《公安县医疗集团建设工作实施方案》《公安县人民健康总院管理委员会组织机构、职责任务及工作

规则等 3 个文件》等系列文件，坚持高位推动、高层规划、高效整合，从"四个共同体"精准发力，推进"放管服"改革，细化推进措施，构建起了紧密型县域医共体建设的清晰脉络。**二是强化责任促协同，规范管理聚合力。首先，健全管理体系。**成立由书记、县长任双组长的县域医共体管理委员会，形成主要领导负总责、亲自抓的工作机制。为有效推进县域医共体建设提档升级，破解过去改革思路难统一、改革步调不一致、改革速度推进慢等问题，县委、县政府将原分管医疗、医保的县领导调整为同一名县领导分管，成立了由县长任组长，县委副书记、分管副县长任副组长，县直相关部门主要领导为成员的医共体建设推进领导小组，定期召开联席会议，协调解决推进过程的重点难点问题。**其次，完善治理体制。**成立中共公安县委卫生健康工作委员会和公安县人民健康总院管理委员会，制定总院管理委员会职能体系和工作规则，规范内部治理和权力运行规则，使医共体建设有章可循。**三是强化集约促整合，共建共享提效能。**全面启动紧密型县域医共体"升级版"建设工作，在原有县人民医院、县中医医院牵头的两个医共体并行的框架下，组建"公安县人民健康总院"，构建"一院、四区、16 个乡镇诊疗中心"的新格局。依托人民健康总院，以县医院急诊急救、临床服务、资源共享、医共体高质量管理等中心建设为基础，建设"公安县人民健康总院检验检测、医学影像、消毒供应、病理诊断、急诊急救、健康管理、人事管理、投资发展"等"八大中心"，同时规划项目预算 3 900 多万元，推进多层次的基础中心建设，解决县内医疗机构之间无序竞争、重复投资等问题，整体提升全县医疗卫生资源利用效率。

（二）健全机制，整体联动，有效疏通医共体运行堵点

一是精心写好"统"的文章，科学配置医疗资源。坚持发挥总院规划的"龙头"引领作用，结合全县经济社会、人口发展等方面实际，准确把握全县医疗卫生资源的布局现状、医疗能力和发展趋势，根据医疗卫生行业规范、指标体系，在对全县医疗卫生资源床位数、医护药技人员数、大型医疗设备设施（CT、磁共振成像、直线加速器）承载数、实验室等能力配置进行科学分析、规划的基础上，对全县医共体各成员单位（含县人民

医院、县中医医院)相关项目指标进行细化、分解,并作为行政审批的前置条件。总院人事工作专门委员会、投资发展委员会对相关规划进行修编,并建立现状管理台账。全县各公立医疗机构新增基础设施建设、大型设备设施采购、医疗卫生人员招聘等,全部纳入总院统一管理,由专门委员会经过专业讨论、可行性论证后提出意见,实行"总量控制",杜绝无序增量,优化调整存量,力避各成员单位以往在医院规模扩容、设备设施采购、人力资源配置等方面各自为政、竞相攀比、各取所需的无序状态,实现全县医疗资源的统筹管理。**二是层层夯实"共"的基础,实现资源共用共享。**坚持"公共资源共用共享"的原则,采取医共体牵头医院牵头建设共用共享等方式进行建设、管理、使用。全县新招聘专业技术人员,根据"总量管理、单位控制、县聘乡用"的原则,由牵头医院统一制定年度计划,报总院批准后按计划组织招聘。在新招聘人员取得正式编制之前,其人事关系由牵头医院统一管理,增强基层医疗卫生人才的归属感。同时,通过专科共建、技术帮扶或业务托管方式,落实医共体牵头单位专家团队到基层医疗卫生机构执业坐诊制度、新招聘人员基层工作期制度、申报高级专业技术职务人员"智力下沉"考核管理制度,以及基层医疗卫生机构人员能力提升、培训实践制度,确保医共体成员单位间、全县医疗机构间专业技术人员有序流动。加强远程检验、远程心电、远程诊断、远程审方及健康管理数字医疗卫生服务信息化建设,全面落实检验检测结果互认,实现各中心数据、健康管理信息医共体成员单位间互联互通,实时共享信息资源。**三是全面增强"效"的动能,提升同质管理水平。**推广复制县人民医院"托管"县第二人民医院,县中医医院"共管"夹竹园镇卫生院的有效经验和做法。一方面,将以前由各成员单位分散采购的医用药品、耗材物资、医疗器械等,由牵头医院集中采购,有效降低采购直接成本和间接成本。另一方面,结合现代医院绩效考核、医保基金总额预付、结余留用以及按病种分值付费改革,按照"管理共同体、责任共同体、服务共同体、利益共同体"的建设原则,由牵头医院全面参与各成员单位内部运行管理、医疗服务质量管控、医保基金预算管理、绩效考核利益分配等,推进医疗机构内部精细化管理,促进医共体成员单位管理与服务、质量与效益的双提升。

（三）激发活力，提升效能，不断消除群众就医痛点

一是内引外联优资源，缓解群众看病难。重点加强县级医院对基层医疗单位的业务帮扶，提升基层业务能力。县人民医院与县第二人民医院、县中医医院与夹竹园镇卫生院分别成功签订"托管""共管"协议。县人民医院全面接管县第二人民医院，下派 7 名资深专家坐诊，下派 17 名临床一线骨干医生、4 名护士参与县第二人民医院临床诊疗工作，接收县第二人民医院定期轮训的临床医生；启动对县第二人民医院医疗质量管理、财务绩效运行、党建科教人事管理、物资后勤管理、信息化等全方位的帮扶，实现了影像和检验信息系统的互联互通，完善了返聘人员管理、中层干部任免、绩效考核制度等。县中医医院将夹竹园镇卫生院急救站点建设纳入统一管理，列支 10 万资金帮扶夹竹园镇国医堂升级改造，组织医疗、护理、药事、院感等方面专家每周定期实行"传帮带"。同时，针对县域内疾病谱和重点疾病诊疗需求，组织县级医院派出专家团队通过专科共建、临床带教、业务指导、教学查房、项目协作等多种方式，促进基层医疗机构服务能力提升。同时，持续加强县级医院与省市级优质医疗资源合作，推进"优质医疗资源下基层"，让人民群众在家门口就能享受到省、市级三甲医院的优质服务。**二是分级诊疗优服务，缓解群众看病贵。**建立县乡村一体化的基层卫生健康服务体系，通过"县聘镇管乡用"方式解决了乡村医生身份不明，管理主体不明，监管难、保障差，水平参差不齐，服务质量不高等问题；以县人民健康总院为依托，加强各院区和诊疗中心的紧密合作，深入推进分级诊疗，推动群众就近就医、分层分类就医，让辖区居民做到"小病不出镇，大病不出县"，减轻群众外出就医负担。**三是数字赋能优流程，缓解群众看病烦。**在打造紧密型县域医共体升级版建设中，依托信息平台，整合全县医疗资源，以县域全民健康数据中心为枢纽，医共体牵头医院为支撑，建立了远程会诊分享中心、远程医学影像诊断分享中心、远程医学检验诊断分享中心、远程心电诊断分享中心，基本实现了"基层首诊、专家会诊，基层检查、县级诊断"的层级诊疗模式，全面提升群众就诊和接受健康服务的便捷度。

二、工作成效

（一）同质管理，同步发展，县域服务能力得到新提升

通过实施"医疗资源上联下沉""医疗质量同质化管理"等措施，提升了各级医疗卫生机构服务能力水平。人民医院院区 11 个专业被评为 2023 年荆州市临床重点专科，三级手术占比为 53.4%、四级手术占比为 11.3%，开展临床路径病种 131 个、入径率 94.9%、完成率 88.1%，2023 年申报新技术 34 项、申报新项目 48 项，均经医疗技术临床应用管理委员会审核通过。全县乡镇卫生院达到国家"优质服务基层行"活动服务能力基本标准 16 家、推荐标准 5 家。

（二）优化流程，无缝对接，县域分级诊疗构建新格局

通过远程会诊，让患者就近享受专家提供的医疗服务，让信息多跑路、群众少跑腿，切实为群众办实事、办好事。2023 年基层医疗卫生机构门急诊人次 127.1 万，同比上年增长 2.5%，出院人数 56 050 人，同比上年增长 5.6%，逐步形成"基层首诊、双向转诊、急慢分治、上下联动"的分级诊疗、有序就医格局。

（三）服务前移，医防融合，县域慢性病管理增强新效应

医共体成员单位加强业务协同和数据共享，用信息化带动诊疗质量精准提升，完善以糖尿病、高血压为主的"防、筛、管、治"全链条慢性病管理体系，扎实做好健康随访、健康教育、健康档案管理，全县一般人群签约率达 41.5%、重点人群签约率达 83%；全县慢性病规范管理率达 77.8%；全县慢性病知识知晓率达 76.3%，居民健康素养水平达 36.8%。

医共体"七统一"共建临床服务五大中心
提升县域医疗服务能力

云南省大理市祥云县卫生健康局

祥云县是全国紧密型县域医共体建设试点县，自 2017 年开始由县人民医院牵头，县级医疗机构协同，卫生院及村卫生室为基础组建紧密型县域医共体，整合医疗资源，重构县乡村一体化医疗服务体系，医共体"祥云模式"在全省推广实施。2023 年 3 月，祥云县按照国家"千县工程"、云南"百县工程"建设指导，县人民医院充分发挥医共体总院牵头作用，借助信息化手段实施区域协同联动、资源共享，建设紧密型医共体模式下县乡村三级共建临床服务五大中心并取得明显成效。

一、主要做法

（一）政府主导统一推进

祥云县委、县政府高位推动，将国家"千县工程"、云南"百县工程"建设纳入政府重点工作事项，以"党委领导、政府主导、部门推动、医院联动"的体制机制为核心，将临床服务五大中心建设列为全县医共体建设重点改革任务全力推进。县委领导班子两次到医院召开统一建设推进措施现场会，解决存在困难与问题，全面推进评审达标。

（二）总院牵头统一组建

以紧密型县域医共体为平台，充分发挥县医院牵头引领作用，**一是**

以肿瘤科为核心建立县域肿瘤防治中心，对县域肿瘤患者实施防、筛、治、管、养的全周期管理；**二是**统筹县乡村三级资源建设县域慢性病管理中心，研发医共体慢性病一体化管理应用平台，建立紧密型医共体下六类慢性病同防同治全程管理新体系；**三是**依托总院心血管内科等科室建设县域微创介入诊疗中心，构建辐射县域微创介入治疗网络的诊疗体系；**四是**依托麻醉与疼痛科建设县域麻醉疼痛诊疗中心，通过体系协同、资源整合，建立县域内麻醉疼痛诊疗服务体系；**五是**以重症医学科为核心建设县域重症监护中心，为区域内各医疗机构提供集监测、诊断与治疗于一体的全程重症救治服务，持续提升基层重症识别与处置能力。

（三）制定方案统一实施

制定《紧密型医共体临床服务"五大中心"建设实施方案》，分别制定《县域医共体肿瘤防治中心建设实施方案》《县域医共体慢性病管理中心建设实施方案》《县域医共体重症监护中心建设实施方案》《县域医共体麻醉疼痛中心建设实施方案》《县域医共体微创介入诊疗中心建设实施方案》，每月组织会议，协同医共体县乡村三级医疗机构人员深度解读评审内涵，拟定临床服务五大中心各中心建设目标及定位，分别制定临床服务五大中心实施细则，分设五个中心工作专班，制定各中心建设任务清单，建立台账，明确时间表、路线图，实行限时督办和销号管理制，明确责任统一推进实施。

（四）建立制度统一运行

制定肿瘤防治中心中长期发展规划及肿瘤相关疾病治疗方案，修订完善肿瘤防治质量控制指标及管理制度 11 项，对县域肿瘤患者实施防、筛、治、管、养的全周期管理。制定县域慢性病建档、筛查、诊疗、随访、健康干预、双向转诊、人员培训、健康教育等各类制度、流程 24 项，研发医共体慢性病一体化管理应用平台，开展紧密型医共体下六类慢性病同防同治全程管理新模式，建立县域内"防、筛、治、管、教"五位一体的全程慢性病管理。构建辐射县域微创介入治疗网络为核心的诊疗体系,完善建立管理制度流程 9 个,为重症患者赢取最佳救治时机,规范术后患者管理及随访。建立县域内麻醉疼痛诊疗服务体系,修订完善制度流程 7 项,通过体系协同、资源整合,提升医共体基层医疗卫生机构麻醉疼痛诊疗中心的服务能力与管理水平。制定管理制度、流程 8 项,为区域内各医疗机构提供集重症监测、诊断与治疗于一体的全程重症救治服务,为急诊急救五大中心及微创介入和麻醉疼痛中心提供重症患者救治支撑。

(五)提升服务统一质控

建立临床服务五大中心三级质控体系,制定各中心质量考核标准,每季度开展质控工作;每季度召开联合例会,围绕"中心运行、业务能力、质量指标改进"等方面分析讨论与反馈,不断促进质量管理规范化、同质化、信息化,持续提升诊疗规范及医疗质量。

(六)定期自评统一改进

建立定期自评工作机制,每季度开展 1 次自评工作,通过定期对照条款开展查阅资料、现场查看建设情况、访谈人员、抽查随访等方式,全面梳理中心规章制度、诊疗技术要求、信息化建设等工作进展的堵点难点,建立问题清单,实行清单化管理,迅速督促落实整改,完善修订制度、优化流程共 30 余项,限期整改,持续改进。

(七)注重实效统一奖惩

将临床服务五大中心建设工作纳入院科两级责任目标管理,层层压实责任;制定五大中心建设绩效考核与激励措施,在学科建设、人才培养、设备需求等方面优先保障。对每个中心牵头建设及协同建设部门、科室单独配发绩效,每月考核后实施绩效奖惩,激发中心建设工作活力,落实建设成效。

二、工作成效

（一）县域诊疗服务水平得到有效提升

县域内就诊率持续达到 93% 以上，基层就诊率 65% 以上。2023 年，医共体总院即祥云县人民医院门急诊患者 84.6 万人次，出院 50.3 万人次，手术 1.3 万台次，CMI 值 1.247 2，县外转诊率 2.4%。11 家乡镇卫生院门急诊诊疗人次较 2022 年增长 8.5%，出院人次增长 19.6%；全县肿瘤防治 TNM 分期（恶性肿瘤的 TNM 分期系统是国际通用的分类方法，T 代表原发病灶情况、N 代表淋巴结转移情况、M 代表远处转移情况）比例 63.3%，早期诊断率 33.1%，5 年生存率 41.7%，较 2022 年明显提高。

（二）群众获得感明显增强

慢性病患者管理数量质量稳步提升。基层管理高血压患者 30 260 人，糖尿病患者 6 028 人，冠心病患者 2 848 人，脑卒中患者 3 490 人，慢性阻塞性肺疾病患者 3 526 人，慢性肾脏病患者 1 301 人，规范化管理率每年提升近 5%，建档、随访率每年提升近 4.5%。建成统一标准的介入信息系统，满足各介入专业数据互联互通，全县规范开展急性心肌梗死介入治疗 348 例、组织器官出血性栓塞止血 69 例；全县麻醉疼痛诊疗临床服务能力全面提升，全年麻醉总例数 13 042 例次，疼痛诊疗 12 613 人次；急诊院前急救 3 843 人次，为辖区内重症患者提供优质、高效的救治服务，持续提升基层重症识别及处置能力。通过临床服务五大中心建设，肿瘤防治、慢性病管理、微创介入、麻醉疼痛、重症诊疗能力显著提升，群众就医获得感明显增强，推动形成"小病不出村、大病不出县、慢性病回基层"的分级诊疗新格局。

"一院一策、错位发展"
高质量推进紧密型县域医共体建设

甘肃省平凉市华亭市卫生健康局

近年来，华亭市以"全国紧密型县域医疗卫生共同体建设试点县""甘肃省紧密型县域医疗卫生共同体及慢性病医防融合新模式建设试点县""国家慢性病综合防控示范区"建设为契机，以群众"好看病、看好病"为目标，按照"强县级、活乡镇、稳村组"工作思路，全力打造县级统筹、县乡联动、数字赋能、分级诊疗的紧密型医共体建设医疗新模式，打通了群众就医"最后一公里"，县域内就诊率达90%以上。

一、主要做法

（一）建机制，构建县域医疗卫生服务新体系

一是建立党政同抓机制。成立市委、市政府主要领导任双组长的医改领导小组和市委、市政府分管领导任主任的医共体管委会，出台《华亭市创建紧密型县域医疗卫生共同体及全省慢性病医防融合新模式建设试点县工作实施方案》《华亭市推动公立医院高质量发展实施方案》《华亭市全面推广福建省和三明市深化医药卫生体制改革经验工作方案》《关于深入推进全市紧密型县域医疗卫生共同体建设的实施意见》等配套文件，进一步明确工作思路、目标任务、职责措施、绩效考核等工作，为深入推进医药卫生体制改革，构建紧密型县域医共体提供了政策支持。**二是建立部门协同机制。**以医改领导小组和医共体管委会

为框架，医保、人社、发展改革、财政、组织、编办等部门建立协商机制，各部门协调联动、紧密配合，形成"握指成拳"聚合力，确保医共体建设有序推进。**三是建立医共体一体化管理机制。**在保持"三个不变"（运行机制不变、服务职能不变、保障机制不变）的基础上，实行"六统一"管理（统一人员调配、统一财务核算、统一业务管理、统一信息平台、统一药品配送、统一绩效考核）。建立医共体牵头单位和成员单位共同参与、定期协商的议事决策机制，制定医共体内部运行方案和章程，构建了权责清晰、执行有力、运转高效的工作体系。

（二）定规划，形成医疗资源布局新格局

华亭市组建了由 3 个市级公立医疗机构＋公共卫生专业机构＋基层医疗卫生机构组成的紧密型医共体。按照"错位发展、优势互补，中心带动、品牌强院，点面结合、整体推进"的发展思路，实行"一院一策"的医共体模式，对县域医疗资源重新规划布局。

一是"强县级"，形成错位发展格局。市一院紧紧围绕县级医院服务能力建设标准和"三级乙等综合医院"创建标准，重点突出急诊急救，规范化、标准化运行创伤急救、卒中、胸痛、危重孕产妇救治、危重儿童及新生儿救治五大"急诊急救中心"和重症医学中心，提升县域急诊急救能力。强化"3D 打印中心""麻醉疼痛诊疗中心""肿瘤中心"等特色科室内涵建设，提高县域就诊率，降低转外率，提升大病救治能力。市二院围绕"小综合、大专科"的发展思路，重点发展心血管内科、呼吸内科、消化内科、妇科、产科、口腔科等特色专科，为患者提供一站式、全流程诊疗服务。打造平凉市域内有影响力的健康体检中心和内镜诊疗、职业病防治、健康体检等医疗品牌。市中医院在巩固提升"二级甲等中医综合医院"服务能力的基础上，全面推行全院临床康复一体化建设，打造四专科一站一中心建设（老年病科、康复理疗科、神志病科、脾胃病科、"省级名中医田旭东传承工作站"和市域内中医药适宜技术推广中心），积极发挥中医药特色优势，以中医药工作的推进，带动中医药产业链的发展。**二是"活乡镇"，形成一院一特色格局。**乡镇卫生院结合辖区人群分布、地理位置、技术偏向、疾病谱排序等因素，围绕"优质

服务基层行"创建达标,依托紧密型县域医共体建设,在医共体牵头单位的帮扶下走乡镇卫生院"一院一特色"路子。安口乡镇卫生院以"医疗次中心"建设为目标,走小综合的发展方向;上关、神峪乡镇卫生院做强中医理疗和中医药适宜技术推广应用;山寨、河西乡镇卫生院做好骨关节病诊疗、口腔特色专科;马峡乡镇卫生院做好老年病防治,发展好老年病特色科室;西华、策底乡镇卫生院结合医养结合工作,做好"康养"项目,发展好康养特色科室;砚峡、东华乡镇卫生院由县级医院托管,发展妇、儿、中医等特色科室,进而建设符合本辖区、本单位发展实际的特色科室,做到常见病不出乡。**三是"稳村组",形成乡村一体化格局**。持续完善乡村一体化管理,强化村医"培训＋实践"培养模式,继续落实村医每月4天在乡镇卫生院上班制度。做好在岗村医养老保险、离岗村医退养补助等村医收入待遇保障,指导村级规范开展基本医疗服务、基本公共卫生服务、家庭医生签约服务等工作,同时加强村卫生室药品耗材监督管理,规范医疗服务行为,严格按照考核结果兑现相关项目补助资金,切实把乡村一体化管理工作抓实、做细,加快提升乡村医疗服务能力,做到小病不出村。

(三)深融合,树立卫生健康新理念

坚持医防融合,防治并重,以国家慢性病综合防控示范区创建工作为抓手,将公共卫生机构纳入医共体建设。

一是做实家庭医生签约服务。组建成立由医共体牵头医院专科医师、乡镇卫生院全科医师(执业医师、中医技术人员)、村卫生室负责人组成的"1＋1＋1"家庭医生签约服务团队137个,定期上门为16类签约对象精准提供履约服务,切实做到签约一人,履约一人,做实一人。截至2023年年底,全市常住居民共签约管理16.4万人,家庭医生签约服务覆盖率达91.5%,重点人群签约管理10.5万人,重点人群签约覆盖率达100%,群众满意度达95%,实现了家庭医生签约服务从"有"到"好"的转变。**二是创新慢性病管理服务**。医共体牵头医院建立健康促进(公共卫生)中心,成立专家组,设立专病门诊,乡镇卫生院设立慢性病门诊4个,设立村级慢性病检测点137个,医共体牵头医院专家门诊与乡镇卫生院慢性

病门诊对接，加强高血压、糖尿病等慢性病的预防监测、治疗康复、健康管理连续化、同质化管理服务。建立县、乡、村三级慢性病管理体系，按照病情严重程度，分红、黄、绿标三个层次，实现了分级分类、精细化、个性化、动态化全周期健康管理。**三是强化中医药特色服务。**成立了华亭市中医药适宜技术推广中心，开展乡村两级中医药适宜技术培训，指导基层医疗卫生机构开展中医药服务，全市 10 家乡镇卫生院中医馆实现全覆盖，并建成了 2 个旗舰中医馆、4 个中医阁、1 个康养小屋。充分发挥中医药在疾病防治中的优势作用，积极开展中医药养生保健、中医体质辨识、慢性病中医药干预，使中医药服务覆盖养、防、治、康全过程。

（四）重培养，打造技术过硬新队伍

一是加强柔性人才引进。围绕"加强医疗机构专病专科建设，应对人民群众更高的卫生健康需求"主题，以"不求所有，但求所用"的思路为基准，2023 年以来，积极签约兰州大学第一医院、甘肃省人民医院、西安国际医学中心等医联体单位柔性人才，开展坐诊、示范、带教、讲学、经验交流、技术合作，并设立了甘肃省人民医院周祖邦工作室等 8 个"名医工作室"，有效提升县级医院综合服务能力，实现"借梯上楼"。**二是加强人才培训。**实施组团式培训计划，组建市内专业团队 19 个，通过联盟培训、乡村两级培训、外派进修等方式，培养紧缺、骨干等专业型人才 345 人，培育甘肃优秀团队 5 个，优秀个人 21 名，平凉市优秀团队 6 个，优秀个人 84 名，执业（助理）医师数从 2020 年的 601 人增长到 2023 年的 606 人，在册护士人数从 701 人增长到 756 人，每万人口全科医生数从 2.9 人增长到 3.18 人。**三是加强对口帮扶。**紧密型县域医共体建设以来，各医共体牵头医院与基层成员单位建立了人才"双向交流"工作机制，医共体牵头医院累计下派专家 283 人次，开展现场教学和技能培训 105 场次，提供医疗技术指导 817 人次；乡镇卫生院业务骨干到牵头医院进修学习 123 人次，为基层医疗卫生机构精准培养针灸理疗、妇幼、口腔等专业乡村实用人才 110 名，指导帮助乡镇卫生院新建科室 13 个，带动卫生院开展中医药适宜技术、口腔诊疗等方面新技术、新项目 47 项，乡村两级医疗服务能力显著提升。

（五）抓规范，形成优质服务新局面

一是严格医共体分级诊疗。制定分级诊疗目录，畅通"绿色通道"，建立了县域内互转机制，规范了医共体内部转诊流程，医共体内部患者上下转诊无需挂号、排队。全市县外转诊率逐年下降，初步实现小病在乡镇、大病重病有序上转的目标。**二是严控医疗服务行为。**大力开展"医疗服务行为规范年""优质服务基层行""医疗机构药品医疗器械集中整治专项行动""检查检验结果互认专项整治"等活动，不断加大卫生监管和执法力度，打击非法行医、不合理用药、不合理检查、欺诈骗保等行为，群众就医感受不断改善。**三是强化质量控制。**严格落实医疗质量管理核心制度，健全质控网络，成立急诊急救等13个县级医疗质量控制中心，各医疗机构成立质科和质控小组，统一拟定质控程序、标准和计划，定期开展专业质控并通报考核结果，通过质量控制，不断提升同质化服务水平。

二、工作成效

（一）有序就医格局基本形成

随着全市紧密型医共体试点建设工作深入推进，城乡紧密型医共体和乡村一体化管理的良好医疗格局基本形成。市乡两级分级诊疗病种在原有250种、50种基础上分别新增36种、20种，所有分级诊疗病种纳入临床路径管理，基层首诊、双向转诊、急慢分治、上下联动的合理就医秩序运行畅通。城乡居民市域外转诊率、医保资金市域外支出占比总体呈下降趋势，2023年城乡居民市域外转诊住院人次数较2019年下降17.6%，医保基金市域外支出率从2019年的30.4%下降到2022年的21.9%。

（二）群众健康需求有效保障

全生命周期健康分类有效管理，对每一个年龄段、每一类健康需求

的人群，均建立起完整规范的居民健康档案，慢性病和重大疾病分类分级管理，为提供精准有效的健康干预措施，打下坚实的基础；签约服务质量提高，为分类管理的人群就医看病打通了预约、转诊渠道。慢性病防控机制进一步健全，居民电子健康档案建档率 98.9%，高血压、糖尿病、严重精神障碍、结核病规范管理率分别达到 93.7%、93.8%、93.0%、100%，国家基本公共卫生服务项目在省、市绩效考核中连续三年排名靠前。

（三）全民健康素养稳步提升

推进医共体建设与创建慢性病防控综合示范区有机结合，围绕健康知识普及、合理膳食、全民健身、控烟、心理健康促进等专项行动，积极开展健康支持环境建设，全方位采取有效干预措施，大力倡导文明健康生活方式，形成个人、家庭、政府、社会共同参与的健康宣教良好氛围，居民健康素养水平稳步提升。

积极推进紧密型县域医共体建设
构建整合型县域医疗卫生服务体系

青海省海南藏族自治州贵南县卫生健康局

贵南县成立由县人民医院牵头,县二医院、县藏医院、县疾控中心、县妇计中心配合,6个乡镇卫生院为成员的紧密型县域医共体,以提升县域医疗卫生服务能力为重点,紧紧围绕医防融合、慢性病防控、信息化建设积极推进分级诊疗,构建城乡一体、资源共享、协同发展、便民惠民的整合型县域医疗卫生服务体系。

一、主要做法

(一)强化三重保障,护航医共体改革

一是强化组织保障。制定印发《贵南县 2023 年综合医改重点工作任务》《贵南县深化医药卫生体制改革领导小组关于推广福建省三明市医改经验工作方案》,及时调整医改工作领导小组,全面落实中央和省州决策部署,结合实际,因地制宜学习推广三明医改经验,按《工作任务清单》进行每季分析,加快形成合理有序的就医和诊疗新格局。加强公立医院党的建设,充分发挥党委把方向、管大局、作决策、促改革、保落实的作用。根据县委组织部《关于成立贵南县紧密型医共体党委的通知》要求,在县卫生健康局党组的指导下成立医共体党委,下设 3 个党支部。党委成立后,按照《中国共产党党组工作条例》规定,及时研究制定党委议事规则,有序开展各项工作,确保发挥引领作用。**二是强化**

资金保障。2023 年,全县共投入卫生健康事业资金 18 657.2 万元,占全县一般公共预算支出的 8.2%。地方财政本级共投入资金 12 227.2 万元,其中:投入项目资金 4 515 万元,其中 2 000 万元用于实施县藏医院改扩建项目;2 515 万元用于县藏医院基础设施建设;拨付 1 435.7 万元用于县、乡两级医疗卫生机构同工同酬人员工资奖金津补贴发放及社会保障缴费。**三是强化人才保障**。充分利用江苏省对口支援及环湖支医帮扶机制,分批次选派临床和辅助各科室业务医护人员,到扬州市江都人民医院及青海省的三级医院进行进修学习。截至 2023 年年底,共有 296 名基层卫生人员参加县级培训,136 人参加州级培训,23 人参加省级培训,80 人参加南京和成都举办的业务培训。

(二)深化机制建设,创新诊疗服务模式

一是建立能力帮扶机制。县人民医院与苏北人民医院、县第二人民医院与贵德县人民医院、县藏医院与州藏医院分别签订医联体帮扶协议,开展帮扶工作。同时,建立苏北医院与县医共体总院,以及沙沟乡卫生院、茫曲镇卫生院远程会诊、远程示教、联合门诊。远程影像诊断中心、远程心电诊断中心正在建设中,建设后将实现"基层检查＋上级诊断＋区域共认"的服务机制,辖区患者在基层就能享受到省外三级甲等医院的优质诊疗服务。**二是建立同质化管理体系**。建立以县、乡镇两级"服务质量、患者满意、职工认可、费用控制、成本控制"等为核心的同质化考核指标体系,强化督导检查,严格考核奖惩,逐步实现管理、责任、利益、服务一体化管理新格局。通过实施同质化管理,基层医疗卫生质量管理明显规范,院内感染防控效果显著,医疗服务人次和收入同步增长。**三是强化保障药品、医用耗材供应**。为进一步规范开展县域医共体内药品、医用耗材统一采购工作,县医共体总院制定《关于在医共体内药品及医用耗材统一采购配送的通知》。截至 2023 年年底,医共体内采购药品总金额 544.1 万元,配送金额 465.0 万元、配送率 85.5%、入库率 100%,耗材采购总金额 129.5 万元、配送金额 127.5 万元、配送率 98%、入库率 100%。县医共体总院分别按季度对各医疗机构基本药物制度执行情况进行督导检查,县级医院基本药物使用金

额占比为 68.3%，基层医疗卫生机构基本药物使用金额占比为 88.0%，2023 年分别下达药品零差率补助 157.5 万元、基本药物补助 97.8 万元，实现降低药品价格、保障药品供应、促进合理用药的目标，为群众提供了优质便捷的用药服务。

（三）加强专科建设，提升医疗服务能力

一是重点专科建设。贵南县已建立"胸痛、危重孕产妇救治、新生儿救治、急诊急救、卒中、远程会诊、远程诊断"等中心，打造符合县域实际的互联互通资源共享"五大中心"建设。同时，实施重点专科项目急诊科、眼科、外科等专科建设，依托江苏援青、环湖支医帮扶机制，在帮扶医院专家指导下，建立长期业务指导和帮扶机制，开展"三新项目"10 项，补齐医院业务短板。**二是强化基层服务能力。**牵头医院成立以业务骨干为主的"帮扶团队"，实行分片区"组团式"紧密型对口帮扶，通过"管理人才 + 技术人才"下沉，指导乡镇卫生院建成特色科室，积极引导一般常见病、慢性病、康复患者等到基层就诊。**三是促进医防融合。**将基本公共卫生服务与基本医疗服务有机融合，以高血压和糖尿病为突破口，逐步建立医防融合服务模式。依托医共体牵头医院，组建慢性病管理中心，充实签约服务团队，共同开展签约、履约，为县域内慢性病患者管理提供业务指导与技术支持，组建健康促进专家团队，常态化开展健康宣教、义诊等活动，引导居民形成科学的生活行为方式。

（四）强化医保支付方式改革和信息化建设，共享协同发展新成果

一是深化医保支付方式改革。按照省、州医疗保障局《DRG/DIP 支付方式改革三年行动计划》和《国家医疗保障疾病诊断相关分组（CHS-DRG）分组方案（1.1 版）》的要求，2022—2023 年贵南县人民医院、贵南县第二人民医院纳入第一批改革实际付费范围，贵南县博康医院、贵南县恒健医院纳入第二批改革实际付费范围，4 家医疗机构付费改革工作运行平稳，次均费用、平均住院日、医用耗材较往年均有所下降，总体运行良好。2023 年县域城镇职工 DRGs 结算 173 人次，DRGs 实际支出 42.17 万元，奖励金额 15.7 万元；城乡居民 DRGs 结算 3 567 人次，

DRGs 实际支出 782.18 万元，奖励金额 251.98 万元。**二是加强信息化建设。**建立贵南县全民健康信息平台，推进基本医疗、公共卫生服务与家庭医生签约服务等相关信息互联共享，促进医共体内部便捷开展预约诊疗、双向转诊、远程医疗、远程会诊等医疗服务。截至 2023 年年底，与苏北人民医院开展远程查房 23 次、远程会诊 15 次、多学科联合会诊 4 次、远程培训受教 3 期 200 余人次，苏北人民医院专家团队现场带教手术 26 台。全县各级医疗机构设立微信公众号，可实时进行医生排班查询、预约挂号、在线缴费、费用查询、检查检验报告查询、每日清单查询、满意度调查等移动便民服务。

二、取得成效

（一）县域服务能力得到提升

通过实施"上联下沉"的措施，进一步提高了各级医疗卫生机构的运行效率，有效落实了医疗质量同质化管理，提升了各级医疗卫生机构服务能力水平。2023 年实施专科建设项目 4 项，3 家公立医院专科建设设备使用率达 90% 以上，设备使用 7 700 余人次，专科人才培养 8 人，门诊、住院 8 000 余人次。牵头医院帮助基层开展新技术、新项目 10 项，全县通过国家"优质服务基层行"活动服务能力推荐标准乡镇卫生院达到 4 家。

（二）分级诊疗就医格局初步形成

2023 年，全县诊疗 175 971 人次（其中：门、急诊 167 641 人次，住院 8 330 人次），门诊、住院较上年分别同比增长 5.4%、4.7%，基层医疗卫生机构门急诊 72 575 人次，占全县门急诊诊疗人次的 43.29%；县域内就诊率达 75%；县域住院人次占比 49%；县域内门诊次均费用 95.9 元，住院次均费用 2 055.6 元，三家二级公立医院住院次均费用 2 605.4 元；医共体内上转住院患者 13 人次，较上年同比下降 2.7%，下转 37 人次，较上年同比增长 54%；牵头医院医疗服务性收入占比 35.7%；牵头医院出院患者三级、四级手术比例 5.6%；乡镇卫生院医药服务收入占比55.0%；全县享受中藏医药特色诊疗服务 30 481 人次，中藏医药服务性收入占 45%。

（三）群众就医获得感不断增强

通过专家下沉、柔性引进人才、特色科室建设、信息化建设等方式，新技术、新项目在基层医疗卫生机构推广使用，"信息多跑路，群众少跑腿"的服务效果逐渐显现，提升了医疗服务能力，增强了群众就医获得感。

医共体建设赋能添力
筑牢基层群众健康屏障

新疆维吾尔自治区阿勒泰市布尔津县卫生健康局

布尔津县坚持以人民为中心的发展思想，锚定目标，有的放矢，优质高效、扎实推进紧密型县域医共体高质量发展，积极落实"以基层为重点"的新时代党的卫生与健康工作方针，围绕"县级强、乡级活、村级稳"目标，构建上下贯通、纵横融合的工作机制，形成县乡村三级联动的县域医疗服务共同体。推动"互联网＋医疗健康"便民惠民服务向纵深发展，深入推进远程会诊、绩效薪酬改革、特色专科建设工作，不断实现管理一体化、服务同质化、信息共享化的格局。

一、加强顶层设计，画好医共体建设"新蓝图"

一是落实政府办医职能。布尔津县委、县政府将紧密型县域医共体建设纳入深化医药卫生体制改革重点工作统筹推进，成立以县委书记、县长总牵头，财政、发展改革、编办等相关部门为成员的紧密型医共体管理委员会，制定印发《布尔津县紧密型县域医疗卫生共同体建设实施方案》，建立"1＋3＋8＋60"（即县人民医院为医共体牵头总院，包括3家县直医疗卫生单位、8个乡镇卫生院、60个村级卫生室）的紧密型县域医共体模式。**二是建立科学运营机制。**构建"一党委十二中心"的组织管理体系，落实党委领导下的院长负责制，实行行政、人员、财务、业务、采购、绩效"六统一"管理机制，形成建设有人管、工作有人抓的工作格局。**三是完善议事制度。**明确医共体议事制度及决策程序，规范建立党委委员会、院长办公会、联席会议三项制度，并由召集人定期召开会议，讨论重大问题或重要事项，提高医疗卫生运行效率，让群众就近、就便享有医疗健康服务，使医疗服务更加规范、便捷。

二、提升服务能力，增强医共体建设"新动力"

（一）龙头引领，推进重点专科建设

以建立现代医院管理制度为着力点、深化公立医院改革工作为契机，加强县级医院能力建设，投资 2.76 亿元，建成 3.9 万平方米的医疗综合楼，以重点专科建设为引领，从设备投入、学科建设等方面，全面提升县人民医院能力和水平，与新疆医科大学第一附属医院、新疆维吾尔自治区人民医院等三级甲等医院建立医联体合作关系，成立专家工作室，开展心脏介入、神经介入等新技术、新项目，累计开展心脏介入手术 650 余台次、神经介入手术 31 台次、口腔种植牙新技术 8 台次，2023 年年底 CMI 值达到 0.834 9，在全疆各县市排名第十五、地区各县市排名第一，有效缓解了农牧民群众"看病难、看病贵"的问题。

（二）打造特色，拓宽基层业务能力

发挥自治区级基层卫生健康综合试验区优势，多途径发展基层卫生事业，各基层卫生院重点打造口腔科、理疗科、妇科等特色科室，做到"一院一特色"，群众看病就医成本有效降低。依托二级及以上医疗机构对口支援项目，为乡镇卫生院招聘高级职称专家 3 名、主治医师 1 名，定期组织开展巡诊、业务指导、人员培训等各项工作，派驻医护人员 142 人，培训 451 人次，完成乡镇卫生院急诊急救等实践操作考核共计 77 人次，把优质、便捷的医疗服务送到群众身边。

（三）搭建平台，提升群众就医便捷度

投资 2 000 万元，实施紧密型县域医共体信息化建设项目，建立远程医疗合作机制，实现县域医疗机构三网合一、服务器统一托管，县域

医疗网络达到互联互通等级测评三级。在县域医共体总院公众号开通网上预约挂号、在线咨询、家庭医生签约等健康服务,将预约号源向县域内 8 家乡镇卫生院开放。建立县域医疗心电图、影像资料和远程会诊"三大中心",总院 24 小时接诊基层上传心电图或影像资料,居民检查的血压、血糖等数据及时上传给专职医师,便于医师进行分析并及时作出诊断,实现了"乡申县诊",即"拍片在卫生院,诊断在县医院"。2023 年县乡完成会诊病例 918 例,与三甲医院完成会诊 486 例,影像远程会诊 32 806 例,系统下转 15 例,短信推送下转 351 例,乡镇卫生院上转总院病例 760 例。

(四)优化资源,推动逐级诊疗就医

积极开展国家"优质服务基层行"创建活动,5 个乡镇卫生院达到基本标准,2 个中心卫生院达到推荐标准。探索"大院牵小院"模式,将中心卫生院与一般卫生院医疗服务、公共卫生服务进行整合、分类,实现业务整合优化、资源互通共享。积极开展县乡(镇)分院共济药房建设,乡镇卫生院药房与县医院药房同步,让群众验配药"减少跑、不用跑",保障乡镇诊疗、双向转诊用药需求,方便群众就近取药。落实专业技术八级及以上职称需在乡镇卫生院服务半年以上职称评定制度,派驻 57 人到乡镇卫生院开展"名医工作室"问诊,口腔治疗、上取环妇科治疗、小针刀等 20 余种诊疗项目在基层一线覆盖,开设中草药房 5 个,中草药种类达 160 种左右,各乡(镇)卫生院门急诊就诊 16.2 万人次(中医门诊诊疗 1 706 人次)、门急诊人次增长率达 79.1%,住院 331 人次(中医住院 77 人次)、住院人次增长率达 299%,县乡医疗机构逐级诊疗初步形成,实现农牧民群众就近就医、便利就医。

三、创新工作机制,构筑医共体建设"新引擎"

(一)落实政策,绩效杠杆"聚"动力

一是实行编制备案制管理制度,制定下发《关于布尔津县公立医院

机构编制实行备案制的通知》，实行"总量控制＋动态调整"的原则，推进县域卫生人才一体化配备和管理，给予更加灵活的用人自主权，实现"动态调整、优化结构"，确保全县卫生健康系统人员队伍的稳定。**二是明确"公益一类政府供给"**，实现人员待遇基本保证，基层医疗卫生机构在编在岗工作人员的工资待遇由县财政纳入预算并全额保障；同时足额落实基本公共卫生服务项目、全民免费健康体检、基础设施建设等县级财政配套资金。2023 年常住人口人均基层医疗卫生财政支出增长率较 2022 年增加 13.8%，有效保障基层医疗卫生机构基本运行。**三是明确"公益二类管理"**，实现基层医疗卫生机构财务自主权，认真落实自治区《关于规范自治区基层医疗卫生机构收支管理的通知》文件精神，全县 7 个乡镇卫生院均设立基本账户，实现允许基层医疗卫生机构突破现行事业单位工资调控水平，促进基层医疗卫生机构的良性发展。**四是制定下发《布尔津县医共体分院绩效分配方案》**，将各乡镇卫生院在当年医疗服务收入扣除成本并按规定提取各项基金后，按照卫生院远近程度、治疗能力等因素，分别以"40%、30%、20%"的比例用于医务人员绩效，2023 年 72.5 万元用于基层医疗卫生机构发放绩效，人均享受绩效工资达 2 114.5 元，充分发挥绩效杠杆作用，基层医疗卫生机构"内生动力"有效激发。

（二）健全保障，筑牢网底"保"基础

核定村医岗 116 个，由县财政按兜底保障村医工资，县财政按照持有执业（助理）证每月 2 810 元，其余村医每月 2 410 元的标准，兜底保障全县 116 名村医基本工资，并予以缴纳社会保险、住房公积金及医疗责任险，为村医提供"六险一金"的财政保障，为在村医岗工作满 3 年以上并工作考核优秀的 15 名村医缴纳住房公积金，投入资金 3.8 万元购买村医医疗责任险，实现村医年人均工资 3.3 万元，最高达 8.3 万元。

（三）打包付费，促进发展"增"实效

制定《布尔津县医保资金总额打包付费资金分配方案》，按照"总额预算、按月预拨、年终清算"的方式，将不低于 90% 左右的医保资金打

包至医共体总院，由医共体总院调整、分配使用，2023 年总额打包医保统筹基金 6 521 万元，其中职工 4 064 万元，居民 2 457 万元；较上年度实际支付医保基金多分配 503.3 万元，为县域医疗机构后续发展提供强有力支撑。

第五部分

信息化建设与牵头医院改革

打造数字医共体 实现就医新格局

河南省安阳市林州市卫生健康委

林州市位于太行山东麓,晋、冀、豫三省交界处,全市总面积 2 046 平方千米,总人口 116 万。近年来,林州市深化医疗卫生体制改革,推进医疗资源一体化管理,在县域医共体建设中,加强信息化建设,为医共体改革聚力赋能,提供强力支撑。

一、打造一个平台

一是政府高位推动。林州市委、市政府高度重视医共体信息化建设,定期召开专题会议,研究解决问题。结合林州市情,立足于高起点,2022 年 2 月,聘请专家编制完成《林州市紧密型医共体信息管理平台建设方案》。2022 年 6 月,总投资 3 490 万元的医共体信息化建设项目公开招标,正式开工建设。**二是高标准推进医共体信息化建设**。林州市坚持"统筹规划、需求主导、业务整合、分步实施"的原则,做到顶层设计开放、创新应用全面、基础架构灵活,并兼顾未来发展要求,建成集"公共卫生、人口管理、医疗服务、医疗保障、药品供应保障、综合管理"六大业务的人口健康信息平台,涵盖"基础平台、基础运用、业务协同、便民惠民服务、综合监管评价、基础业务提升、智慧监管中心建设"7 类228 项功能,将各成员单位的"互联网、公共卫生网、医保网、专线服务网"等接入牵头医院,形成医共体"一张网"。将"全员人口信息、居民电子健康档案、电子病历"等整合成"一个数据中心",实现了"七个一体化",即:应用一体化、数据结构一体化、互联网一体化、操作习惯一体化、维护服务一体化、管理模式一体化、业务流转一体化。

二、注重"两个强化"

一是强化基层信息化应用。林州市是山区县,许多镇村地处偏远,为解决山区群众看病难的问题,林州注重加强镇村两级医疗机构信息化建设,实现 20 个镇卫生院、519 个村卫生所(室)的数据全要素、全流程、全量接入市平台。同时,全面开展相关人员培训,2023 年举行培训班 8 次,培训 7 520 人次,通过高频次全覆盖的市镇村三级人员培训,达到人人熟练操作的标准。"远程会诊、远程检验、远程心电、远程影像"已在基层应用。2023 年,全市远程会诊 209 人次,远程影像 1 059 人次,远程心电 42 115 人次;远程检验 334 人次,远程病理诊断 138 人次。二是强化"三高六病"患者管理。"高血压、高血脂、高血糖"是五十岁以上中老年人的常见病,是影响健康的主要因素。为加强这三类患者的管理,在医共体牵头医院建有"三高中心",镇卫生院建有"三高基地",村卫生所建有"三高之家",统一使用医防融合慢性病管理系统进行管理。该系统整合对接了 HIS、家庭医生签约服务、公共卫生服务项目管理和体检系统等,可以实时获取居民健康数据,定期进行全面筛查与重点筛查,及时发现患者并提醒家庭医生纳入慢性病平台进行管理。为高血压、高血糖和高血脂患者提供"饮食、运动、用药、教育、检测"等一体化、全周期在线管理;对冠心病、脑卒中、肾脏病变、眼底病变、周围神经病变、周围血管病变等人群进行康复指导。

三、提升三项水平

一是提升家庭医生签约服务水平。为实现智慧随访,为全市 236 个家庭医生签约服务团队配备 286 套家庭医生签约服务包。家庭医生可通过智慧体检随访设备蓝牙匹配"家医签约"手机 app 端,实现数据实时上传至平台,为医生诊疗和患者长期管理提供全面数据支持,满足群众优质、便捷的服务需求。**二是提升便民惠民服务水平。**各医疗机构深入开展"互联网＋医疗健康"便民惠民活动。支持实现身份证、社保卡、医保电子凭证等门诊一卡通，多卡通用，通卡就医；通过银联、微信支付宝实现实时门诊费用扣缴、住院预交金缴款；门诊区、急诊区、医技区、住院区广泛配备使用自助服务设备，为患者提供导诊、挂号、缴费、信息查询、检验检查报告打印等服务。提供一站式院内会诊转诊、院内智能导航、门诊患者医技检查 24 小时内完成、医保电子凭证全场景应用、诊间支付、病区结算、病历复印等服务。群众只要关注"健康林州服务号"微信公众号，用自己的手机就能完成预约、挂号、缴费、线上查单、线上问诊、慢性病管理、随访、家庭医生签约及家庭病床申请等，以及线上处方、线上医患互动、线下配药及病案复印等，节约了就诊时间。让"数字多跑腿，群众少跑路"，改善了群众就医感受，提升了患者体验。**三是提升服务提供效率。**医生通过"健康林州服务号"实现患者所有诊疗信息的查阅、转诊服务及家庭病床管理等。通过信息化平台实现了居民健康档案管理动态化，减少医护人员工作量，提升了工作效率；完善结构化电子病历、电子医嘱（处方），打造抗生素分级管理、智能化电子病历等系统，进一步规范了诊疗行为，预防医疗差错发生，提升了医疗安全和质量。**四是提升综合管理能力。**通过信息化平台，对各医疗机构业务、人事、财务、药品、绩效、医保信息进行分析汇总，实现了实时掌握各种资源和各项工作运行状况，为及时、准确科学分析决策提供了保障。通过信息化平台数据互联互通，对县域内卫生资源进行有效调配，提升了卫生行政主管部门疫情监测、应急联动处置能力。通过信息化平台实时监控医疗卫生机构医疗服务行为，实现了医疗行为全程监控。为群众提供从预防、治疗到康复的全过程优质服务，引导全社会以"治病"为中心向以"健康"为中心的理念转变。

信息化走活县乡村一盘棋
紧密型医共体得到突围

湖北省黄冈市团风县卫生健康局

2017 年,团风县以县人民医院为牵头单位,在其基础上设立"团风县总医院",推进县域医共体建设;2021 年,紧密型医共体实现整县推进,构建 1 个总医院管理、4 个县级院区协作、13 个乡镇卫生院联动、包含 N 个村卫生室的"1 + 4 + 13 + N"医疗体系。团风县抓住了湖北省省级医改试点机遇,走出一条具有团风特色的紧密型县域医共体建设之路。

一、信息化集中部署,支撑县域医共体一体化管理

通过成立"团风县总医院",一盘棋整合县乡村医疗资源,以集约化方式开展信息化建设,组织架构、业务协同与信息架构深度融合,持续深入推进全域、纵向、紧密型医共体建设。同时,通过信息化集中建设部署,支撑一体化管理。2018 年,团风县总医院在县人民医院建立统一机房,完善全民健康信息平台,建设"健康团风"平台,统一部署医院核心业务信息系统,覆盖县域内所有医疗机构,同时打通基本公共卫生、家庭医生签约服务和区域资源管理等信息系统,实现县、乡、村三级医疗机构业务系统的一体化管理。

一是实现数据一体化。团风县医共体按照统一的标准和规范管理数据,为后续数据的深度应用、业务协同与创新打下坚实基础。团风县之所以能成为湖北省"323"攻坚行动(着力解决心脑血管病等 3 类重大

疾病,高血压、糖尿病 2 种基础疾病,出生缺陷等 3 类突出公共卫生问题)的试点县,重要原因之一就是区域公共卫生数据质量高,具有较好的完整性和一致性。**二是实现业务一体化。**县域医疗机构使用同一套信息系统,有助于医疗流程、医疗质量等统一管理,有助于各类共享服务的建立,有助于更加流畅的业务协同。目前,团风县总医院以县人民医院院区为核心,建立检验、影像、心电、远程会诊和消毒供应五个共享中心,实现检查检验资源共享、信息共享;县人民医院、县妇幼保健院两个院区实现收费窗口和药房共享与统一管理;所有院区都可以申请利用县人民医院院区的手术室,确保手术室资源利用的最大化。**三是实现运营一体化。**团风县医共体构建了统一的人财物运营管理机制,药品、耗材采用"集中带量采购、各机构按需申领"模式,有效降低采购运营成本。在财务管理方面,总医院财务部可通过系统一键提取各类财务数据,各机构运营情况清晰可见。

二、上下有效联动,助力形成县域医疗服务新格局

在集中统一的信息化平台强有力支持下,"村级问诊、乡镇检查取药、县级服务"的县域医疗服务新格局正在形成,特别在上下联动、医卫融合方面颇有亮点。

一是推动双向转诊。团风县总医院成立"县连续健康服务中心",负责与基层医疗卫生机构和村医之间患者上转、出院下转对接。在上转过程中,基层医生可在系统内一键完成转诊信息创建、电子病历共享、健康档案建立;在下转过程中,系统可第一时间将患者信息推送至辖区家庭医生手机端。患者通过家庭医生上转时,可优先获得上级医院号源、入院"绿色通道"等权限,并享受县内住院报销补偿 5% 的"政策优惠"。**二是实行乡采县检。**患者可就近在乡镇卫生院检查、检验,检验样本通过冷链物流送到检验共享中心,由共享中心统一处理、读片、出具报告,一般上午在乡镇完成的检查检验,下午即可通过信息系统获取报告。**三是促进医卫融合。**团风县打通基本公共卫生与基本医疗信息系统,实现无障碍切换与数据互通互用,推出"诊间建档""诊间

随访"等创新服务。基层医生在门诊即可完成基本公共卫生相关任务；公共卫生团队进行家庭医生签约服务、随访、体检时，数据可通过家庭医生巡回车的无线网络实时传回公共卫生管理平台并补充到健康档案中，无需人工输入，有效减轻了基层工作量。**四是开展远程会诊。**不同于传统的集中会诊，乡镇卫生院的医生可在工位上发起会诊视频，直接联系县级医院医生；会诊医生在本院工位上接受会诊邀请，无需跳转系统，在医生工作站中即可调阅患者病历、检验检查结果等信息。

三、资源配置得到优化，医患双方均获收益

一是信息化支撑满足医共体多机构需求。通过"县、乡、村三级健康管理一体化"和"医疗服务与公共卫生一体化"的顶层设计，以及新一代 HIS 采用微服务与多业务中心的架构设计，团风县紧密型县域医共体运行模式得到有效的信息化支撑，满足了医共体内多层次、多级别、多管理类型的机构应用要求。**二是县乡村医疗卫生人员工作效率明显提升。**县乡村三级医疗机构的业务量与业务收入逐渐好转，医务人员的工作积极性总体有了明显提升。团风县、乡、村各级医疗机构的所有日常业务，都通过集中部署在县总医院机房的同一套系统承载和运行。村卫生室乡村医生登录的信息系统界面，与县医院、乡镇卫生院医生所使用的界面一致，有效提高了乡村两级医疗卫生服务效率和能力。**三是医疗服务效率和医保基金使用效率均得到提升。**团风县的乡镇基层首诊率已由 2019 年的 43.5% 提高到 2022 年的 58.4%。2023 年上半年完成"乡采县检"7.5 万份、影像会诊 1.8 万人次，切实减轻了基层群众就医负担。在医保基金总控方面，团风县 2021 年基本实现收支平衡，2022 年实现结余，初步扭转被动局面，使用效率明显提高，有效保障了医保基金安全。

依托紧密型县域医共体
打造全新"心电一张网"胸痛救治体系

陕西省咸阳市乾县卫生健康局

胸痛，特别是急性心肌梗死、肺栓塞、主动脉夹层等引起的胸痛，通常病情危重，如果延误了救治时间，患者可能因此失去宝贵的生命。为了给胸痛患者赢得宝贵的抢救时间，乾县依托紧密型县域医共体打造以县人民医疗健康总院心电中心为核心，24 家医共体分院为枢纽，村卫生室全覆盖的"心电一张网"，构建全新胸痛救治体系。"心电一张网"建设以来，心肌梗死确诊患者均在 2 小时黄金抢救时间内得到规范救治，死亡率由 30% 降到 3% 左右，有效降低了心肌梗死患者的死亡率。

一、主要举措

（一）领导重视，全力推动"心电一张网"建设

县政府高度重视，主要领导和分管领导多次深入卫生健康系统检查指导"心电一张网"建设工作，县卫生健康局多次召开会议，专题研究部署"心电一张网"建设工作，实行领导包片，股室包单位，全力推进。先后在县人民医疗健康总院建立了胸痛中心，并通过国家验收，在 24 个医共体分院建立胸痛单元，2023 年 12 月 31 日前分三批创建成功，县域胸痛单元全覆盖，居陕西省第一。乾县积极筹措资金 700 余万元、购置 331 台网络心电图机，打造了县乡村全域全覆盖的心电一张网，实现镇、村心电图检查信息实时采集、自动传输，县人民医疗健康总院心电

诊断中心快速反馈结果，出现异常第一时间预警，远程指导诊疗，急救系统迅速响应，手术绿色通道畅通功能，从而实现大规模筛查，重点预警，使一般患者享受县级检查诊疗服务，急危重症患者第一时间实现急救治疗目的。

（二）科学协作，确保"心电一张网"高效运转

"心电一张网"建设成功后，胸痛患者就近在村卫生室做心电图检查，由村卫生室将数据实时上传至县心电网络中心，心电网络中心配备专业心电医师 5 人，实行 7×24 小时值守，确保 10 分钟内出具报告，若诊断出急性心肌梗死患者，及时指导村卫生室让患者规范服用"心肌梗死一包药"进行救治，并派救护车接往镇胸痛单元溶栓或县胸痛中心进行救治。截至 2023 年年底，乾县人民医疗健康总院可以开展心脏介入、心肌梗死支架植入等手术，24 家分院有 7 家可以开展溶栓。

（三）广泛宣传，有效提高"心电一张网"知晓率

为了使"心电一张网"家喻户晓、人人皆知，县卫生健康局分别制作了"心电一张网"宣传片和微信短视频，发动卫生健康系统所有干部职工和医务人员每日微信转发，各卫生健康单位也结合本辖区实际，制作了宣传彩页，内容包括全县和本辖区"心电一张网"建设情况，各村卫生室救治人员、联系电话、胸痛救治知识和胸痛急救电话等，张贴在每家每户，并通过发放玻璃水杯、一次性水杯、面盆、围裙等方式，增强宣传效果。截至 2023 年年底，转发宣传视频 3.6 万余次，制作并张贴宣传彩页 8 万余张，发放水杯、面盆、围裙等 12.3 万份。

（四）严督实导，务求"心电一张网"取得实效

为有效推进"心电一张网"建设工作，卫生健康局制定了专门的管理制度，明确必须做心电图的具体情况，心电检查的收费标准、诊断回复时限以及监督举报电话，规范"心电一张网"的运作流程与监督管理。同时，县卫生综合执法大队每日抽查、每周排名、每月问效，督促基层各村卫生室坚持"应检尽检"，严格按照规定筛查胸痛患者，对未按照规

定进行心电筛查的卫生院,严肃进行处理。已开展督导 241 余次,检查卫生室 270 家,关停 9 家卫生室。

二、工作成效

一是构建"乡检县诊、以县带乡"的信息化就医新格局。2022 年 8 月以来,乾县积极探索,全力推动胸痛单元创建及"心电一张网"建设工作,构建了"巡诊+定点+线上"新诊疗模式,全面形成了医共体内"乡检县诊、以县带乡"的信息化就医新格局。**二是形成从早期筛查到手术治疗的完整救治网络。**乾县胸痛单元及"心电一张网"不仅提高了胸痛患者的救治率,还形成了一种全新的胸痛救治模式。县医疗健康总院和医共体分院、村卫生室之间通过紧密合作,形成了从早期筛查到手术治疗的完整救治网络。这种全新的救治模式极大缩短了急性心肌梗死患者的救治时间,确保心肌梗死患者在黄金救治时间内即刻溶栓,在规定时限内经过紧急处置转诊至具备系统治疗能力的医疗机构,有效降低了病死率。**三是胸痛患者闭环管理成效显著。**截至 2023 年 12 月底,共上传、诊断 104 550 余份网络心电图,阳性率 69%,其中危急值 635 余例,确诊急性心肌梗死 81 例次,救治成功率达到 97% 以上。急性心肌梗死死亡率由以往的 30% 大幅降至 3%。早期救治时间也缩短至 10 分钟内,挽救了大量急性心肌梗死患者的生命。2022 年 11 月,县人民医疗健康总院创建了介入手术导管中心,截至 2023 年年底,已完成心脏相关手术 745 余例。医院可以开展冠状动脉造影术、冠状动脉支架置入术、永久起搏器置入术和射频消融术,每项技术均属该县首例。该中心的成立使乾县胸痛患者的救治形成了从发现到救治的闭环管理,实现小病不出村、大病不出县的国家卫生总战略。**四是"心电一张网"得到社会广泛关注认可。**乾县"心电一张网"建设模式得到社会各界广泛关注和高度评价,陕西电视台《今日点击》等栏目及咸阳电视台等先后开展专题报道。省内外医疗机构也纷纷前往乾县交流学习,借鉴其成功经验。

远程医疗服务模式
助力县域医共体提质增效

宁夏回族自治区固原市西吉县卫生健康局

西吉县位于宁夏南部山区,六盘山西麓,总面积 3 130 平方公里,现辖 4 镇 15 乡 295 个行政村 8 个居委会,常住人口 32.9 万人。为了适应人民群众日益增长的健康需求,近年来西吉县抢抓"互联网＋医疗健康"示范区建设机遇,借助自治区配备的软硬件设备,结合乡村振兴、综合医改、县域医共体等项目,建立起覆盖"县、乡、村"的远程医疗服务体系,形成"全覆盖、全业务、全方位"的远程医疗县域应用格局。西吉县远程医疗服务模式在固原市乃至宁夏全区起到了良好的示范带动作用。

一、政府与部门重视,为区域远程医疗落实提供关键支持

一是完善政策设计,为远程医疗提供支持。西吉县政府、医改领导小组先后出台《西吉县全面开展县域综合医改实施方案》《西吉县关于深入推进"互联网＋医疗健康""五个一"服务行动的通知》《西吉县"互联网＋医疗健康"建设实施方案》《社会办医疗机构融入医共体改革试点工作实施方案》,多方位保障,按照"填平补齐"的原则,拓展西吉县远程医疗应用功能,有条件的地方向村级延伸应用,投放心电及影像系统等软硬件设备,开展远程专科诊断应用,接入帮扶专家医院,推进乡村振兴工作落地,验证和出台远程医疗政策,促进远程医疗在县域内良性运转。**二是主要领导亲自抓,有效推动工作落实。**西吉县将推进县

级综合医院联合体、专科联盟、县域医共体建设，建立"互联网＋医疗健康"等服务新模式列入《西吉县 2019 年国民经济和社会发展计划》，县级卫生健康一把手领导亲自抓落实。2019 年以来西吉县卫生工作会议和主题实践活动等各种会议将"互联网＋医疗健康"作为卫生健康工作的重中之重，要求辖区内各级医疗卫生机构重点落实好该项工作任务。同时，各级医疗卫生健康机构成立了推进工作组，层层分解任务，定指标下考核。

二、加强制度建设，为远程医疗可持续发展提供激励机制

西吉县结合方案制定了互联网门诊值班、医师阅片、心电监测等制度，规范了互联网诊疗的准入标准和流程；试行周一至周六科室专家固定坐班制，并对阅片专家给予绩效补贴，提高了阅片积极性和时效性，保证了基层患者随时享受县级专家诊断，逐步缩小了城乡卫生健康服务差距，患者就医费用降低 30% 以上。

三、强化技术保障，为远程医疗快速拓展提供重要推手

依托农村基层远程会诊项目配备的 DR/CR 影像设备、视音频设备、固原市分级诊疗试点第三方公司投放的远程静（动）态心电、科室一体机和影像、心电诊断系统等软硬件设备，县直两院建设了影像诊断中心、心电诊断中心、超声诊断中心、远程会诊中心、互联网门诊。同时，全区电子政务外网的互联互通，为西吉县远程医疗业务提供了快速可靠的网络条件。第三方公司负责系统对接和网络联调工作，日常进行运行维护和不间断的培训指导，促进了系统正常稳定运行。

2022 年以来，西吉县依托县域医共体建设，实现远程医疗系统与县域医共体 HIS、影像储存和传输系统（PACS）等信息系统无缝对接，基层医院通过区域信息系统只登录一次，就可以进行数据共享调阅应用，实现数据多点调阅、云胶片、远程影像诊断等一体化功能。

四、重视运营推广，为远程医疗的积极开展提供外生动力

通过系统对接实现了全县 3 家县级直属医院、19 家乡镇卫生院、12 家村（社区）的远程医疗接入，通过"闽宁帮扶""沪宁合作"，由第三方公司主动对接实现西吉县人民医院和上海长征医院、西吉县中医医院和福建中医药大学附属人民医院的远程医疗的互联互通，完成了区内主要三级医院的远程医疗系统对接。截至 2023 年年底，西吉县累计开展各项远程医疗业务 127 128 例，其中远程会诊 1 592 例，远程心电诊断 50 895 例，远程影像诊断 74 311 例，远程超声 330 例。全县各级医疗机构累计接受远程教育 834 次，形成了"基层检查，上级诊断"的远程诊疗模式。

五、县乡服务能力有效提升，居民显著获益

经过持续开展远程医疗，2023 年年底，县级医院可治疗的病种达到 1 300 余种，比 2014 年增加 500 余种；乡镇卫生院可治疗的病种达到 120 多种，比 2014 年增加了 60 余种，2023 年县域内总诊疗人次 103.6 万人次，出院 5.2 万人次，县域内就诊率达到 93.2%，基层就诊率达 64.4%，从根本上缓解了看病难、看病贵的问题，县级门急诊和住院人次与去年同期相比分别下降了 4.3% 和 2.1%，乡村两级门急诊和住院人次与去年同期相比上升了 3.2% 和 2.5%。

西吉县远程医疗为当地医院和老百姓解决了看病难的问题，先后得到了国家和地方的肯定，2019 年西吉县互联网门诊诊疗模式荣获全国医院擂台赛西北赛区"最具人气案例奖"和"优秀案例奖"，2021 年西吉县公立医院综合改革受到国务院办公厅重大政策措施真抓实干成效激励。

多措并举　推进紧密型县域医共体建设

山西省临汾市乡宁县医疗集团

山西省临汾市乡宁县医疗集团坚持以人民健康为中心，紧紧围绕"县强、乡活、村稳"的目标，持续深化医改，充分发挥县医院的引领作用，促进医疗服务能力提升，为高质量发展提供强有力支撑，不断促进医疗服务能力和人民健康水平的"双提升"。2023年4月，荣获省医师协会颁发"山西省紧密型县域医共体建设典型单位"荣誉表彰。

一、服务能力快步提升

结合乡宁实际，医疗集团持续规范医疗行为，提高医疗质量，有效提升人民群众对区域医疗服务的满意度和获得感。

一是筹备三级医院建设。对照三级医院建设标准，查找存在的不足，统筹兼顾，准确理解和把握评审标准，确保在管理制度、行为规范、硬件建设等方面做到不漏、不缺。通过以评促建，不断提高医疗质量、规范医疗服务行为，使医务工作者和管理人员在医疗实践中不断提高管理能力和医疗质量，促进医疗服务高质量运行。**二是设立运营管理委员会。**进一步推进集团运营管理科学化、规范化、精细化、信息化，提升公立医院高质量发展新效能。2023年8月，成立运营管理委员会，下设临床服务"五大中心"、急诊急救"五大中心"、医疗资源共享"五大中心"、中医药服务"五大中心"和高质量管理"五大中心"，负责集团运营管理工作实施战略相关工作，通过不断扩大服务项目、开展新技术、增收节支等实现高效发展。以急诊急救"五大中心"建设为例，运营管理委员会牵头规范各乡镇卫生院参照建设标准与运行流程，从急救体系、管理制度、流程、设施设备、药品、人员培训等多方面指导乡镇卫生院建设。中医院和16家卫生院全部启动胸痛救治单元，已达到除颤仪全覆盖，截至2024年1月已在数据平台上报胸痛患者47例，高危胸痛患者转运时间进一步缩短，进一步提高了基层临床危急重症患者早期识别诊断和急救服务能力，提升了临床急危重症患者的急救效率。

三是"双下沉"补充学科建设短板。一方面，省级专家下沉县域。全面引进省市优质医疗资源，在技术交流、学科建设、人才培养等方面帮助医院全面对接相关专家，进一步推动县域医院学科发展。县人民医院和中医院均成立多个名医工作室，与省科协及省专家学者协会医学部达成合作协议，建设"乡宁医学专家工作室"。截至2023年年底，来院专家达246人次，服务群众2 675人次。**另一方面，县域专家下沉乡镇。**成立"名医基层工作室"，推进优质医疗资源下沉，实现县域医疗资源共享，在集团内16所乡镇卫生院分别成立1个名医工作室，通过医疗专家传帮带，提升基层医生的专科医疗水平，增强基层卫生机构诊治能力。2023年以来，县医院每周抽调16名主治医师以上职称骨干医生到乡镇卫生院开展传帮带，实现专家下沉"常态化"。提升基层医生的专科医疗水平，增强卫生院诊治能力。**四是发挥中医药特色优势，中医院做优做精。**2023年10月13日，中医院被评审为二级甲等中医医院。建设县级中医师承基地，完善制度、建立师承师资库并充实县域中医药人才队伍，形成基层中医药师承教育长效机制，中医师承人员达20人；集中中医优势诊疗项目，提倡未病先治，形成集预防保健、康复为一体的中医综合理念，持续开展养老院义诊、中医技术下基层、老年人健康宣传、"六进"等活动，形成志愿服务长效机制；与北京有关机构专家建立合作，定期坐诊，服务群众2 000余人次，形成人才柔性引进长效机制；开展新技术新项目10余项，得到患者和家属的一致好评。

二、信息化建设稳步推进

乡宁县建成以县人民医院为核心的医疗集团信息管理平台和相关业务系统并已上线运行；目前一体化信息平台已经在2家县级医院、18家乡镇卫生院和社区卫生服务中心与178家村卫生室实施和推广，通过构建城乡一体、资源共享、协同发展、便捷普惠的县域医疗卫生服务体系，让群众享受到医共体建设的红利。

一是完善一体化信息平台。建成涵盖全民健康、医疗卫生综合监管、基层医疗卫生机构信息系统（云HIS）、公共卫生管理系统、分级诊疗系统及影像、心电、检验三大中心，家庭医生签约服务管理系统、医疗集团人财物管理系统、各个系统接口集成的县域综合医改一体化平台，实现各级医疗机构之间的数据共享，提高了医疗诊疗效率。**二是强化乡镇卫生院"枢纽"作用**。搭建基层远程会诊平台，实现县、乡、村三级医疗网络信息化联通，将优质的诊断服务和救治能力延伸到乡镇卫生院，逐步形成双向转诊机制，提升县域内医疗质量。将乡镇卫生院公共卫生信息纳入县乡一体化信息平台，细化公共卫生网络模块分工，延伸公共卫生网络模块功能，提升公共卫生服务信息化、均等化、人性化、智能化水平。**三是远程医疗和信息化技术推动基层服务能力提升**。建立国家、省、市远程会诊平台，县医疗集团与北京市、山西省及临汾市多家医院建立远程会诊平台，通过CT、X射线等医学影像网上传输，使患者不出门就能得到市内、省内、国内知名医院专家教授的远程诊断。引入人工智能、大数据、云计算等技术，推出在线问诊、智能健康管理、远程医疗等多项新服务。建设完成5G能力提升项目，在5G技术支持下，急救干预关口再次前置，医院急诊室搬上了救护车，医护人员在车上随时可与医院专家进行远程连线，实现了院前急救与院内抢救"零时差"融合；建设智医助理辅助诊断系统，让乡镇卫生院和村卫生室每一名基层医生拥有一个人工智能医学助手，切实提高全县基层医疗卫生机构医务人员诊疗服务能力；通过一系列举措，基层基础设施条件和群众就医环境进一步改善，推进"健康乡宁"建设迈出坚实一步。

三、健康管理迈步向前

一是加强村卫生室"网底"建设。2022年8月,集团积极推进卫生室标准化建设工作,组建慢性病管理服务团队,明确职责、分片包干、责任到人,对辖区内居民进行摸底,优化慢性病患者规范随访管理,建立绩效激励机制,开展家庭医生药品定制工作,登记、取药、配药、送药一站式送药上门,保证了慢性病人群用药的连续性;通过微信群为慢性病患者提供在线交流、健康教育、用药指导、预约诊疗等服务;结合千名医生进万家活动,共深入4个乡镇8个村委,展开个性化教育244人次。实现了县、乡、村三级联动、医患在线互动,构建了慢性病管理新模式,分级诊疗工作得以落地。目前标杆卫生室建设的数量已达到81家。二是建立以信息化为基础的慢性病管理平台。对慢性病患者实行多途径的智能化线上管理,让医生和护士共同参与线上规范化管理,帮助医生与患者建立紧密联系,增加了医患黏性。此外,平台与医院HIS系统对接,实现基层医生与慢性病患者实时互通、基层医生与上级医生互通、慢性病管理系统与医院信息系统互通、集团各成员单位之间的医疗信息互联互通,信息不对称、不发达、不及时不再是慢性病管理的壁垒。三是以高血压、糖尿病等慢性病一体化管理为突破口,强化基层医防融合。构建县、乡、村三级慢性病管理网络,对慢性病患者实施分级分类管理。从2019年4月15日至2023年年底,完成七轮次巡回医疗,共计筛查22 615人次,推进患者后续健康管理下沉至基层,通过健康宣教、用药指导、定期随访,增加居民和基层卫生人员之间的黏性,切实提高了慢性病知晓率、治疗率、控制率,降低了慢性病及并发症的发病率、病死率、致残率。

医共体创新"1367"急救新模式
显著提升县域内急救成功率

安徽省阜阳市太和县人民医院医共体

安徽省阜阳市太和县人民医院是全省首家县级三甲医院,下辖12个乡镇卫生院分院。近年来,太和县人民医院医共体针对县域内急诊急救"不平衡、不充分、不规范、不稳定"的现象,充分发挥医共体牵头医院龙头作用,积极探索急诊急救大平台建设,创新"一个系统、三个等级、六项技术、七个病种"的急诊急救管理新模式,推动县、乡、村三级医疗机构急诊急救同步启动、上下联动、实时互动、同质行动,有效提升了乡镇卫生院及村卫生室急诊急救服务能力与公众自救互救能力。

一、科学谋划急诊急救大平台建设

一是深入开展调研。2018年12月,在县卫生健康委指导下,太和县人民医院组织对全县乡镇卫生院急诊急救服务能力进行深入调研,梳理发现医疗资源相对短缺、急救半径过大、急救质量难以有效控制等问题,针对性提出急救医疗服务能力提升建议方案。**二是加强组织领导。**医院成立急诊急救大平台建设管理委员会,内设院内急诊急救组、院前急救组、后勤保障组、质量安全管理组,明确各组职责分工,完善考评激励机制,获得县卫生健康委支持,与医共体成员单位达成共识,开启县域医共体急诊急救大平台建设。**三是明确建设思路。**医院坚持以患者为中心、以急诊科为主导、全程内外互动、多学科协作的工作原则,依托医共体县、乡、村三级医疗网搭建急诊急救网,推进信息化建设，院前院内无缝衔接，制定整合组织和队伍、集聚内外急救资源、转变流程和协作三项举措，集成优化急诊急救资源，构建连续性、一体化、一站式的急危重症救治管理机制，形成急诊急救大平台建设太和方案。

二、搭建完善一体化急救信息系统

在医共体内心电、影像、远程会诊等信息系统互联互通的基础上，上线县域急救保障管理系统，不断完善系统功能。**一是推出"微急救"服务平台**。在太和县"120"急救中心微信公众号上线"微急救"服务，以一键报警为亮点，将 GPS 定位系统引入急救救援，为急救车准确及时找到患者提供极大的帮助。居民可在平台预存个人和亲朋健康档案，随时为本人、亲朋或路遇他人一键报警，极大简化报警流程，为群众提供便捷、科学、高效的院前急救服务。平台还具备车辆甄别、社会培训、疾病咨询、志愿者队伍建设等功能。**二是实现院前院内信息无缝衔接**。为急救车和院内急诊科配置信息互联电子显示系统，实现院前急救数据信息实时共享、随时查看和及时处置功能。院前急救人员可将患者信息、生命体征及时上传，院内急诊急救医生可实时观察院前患者情况，提前为患者提供建卡、开具检查申请单和住院证等服务。**三是实现院前院内远程会诊**。对急危重症患者，院前急救人员可与急诊抢救室和院内相关科室专家开展远程音视频会诊，将救治时间窗移到院前，院内急诊科可提前组建抢救团队，准备抢救器材、药物等，做到患者进院后无须交接直接进入抢救，实现"呼救即抢救、上车即住院"的院前急救目标。**四是实现急救质控时间轴管理**。在急救患者身上佩戴智能手环，通过院内布设的蓝牙信标，自动捕捉患者佩戴的智能手环信号，无感记录患者在相关区域的进入、离开、停留时间等信息，结合急诊系统诊疗信息生成患者医疗时间轴，并通过物联网基站传输给中央站进行分析汇总，帮助优化急诊救治过程中存在的问题，使危急重症患者得到及时、规范、高效、周到的医疗服务。

三、分级设立县乡村急救载体

一是以村卫生室为实体，设立"急救小屋"一级载体。"急救小屋"由村卫生室负责管理，其工作人员需熟练掌握基本急救知识和急救药品使用方法，具备运用总院远程会诊平台、PC端和手机端视频会诊软件，快速借助手机端互联网医院医生站完善病历建档的能力。同时，成立太和县公众急救培训中心和急救互救志愿者联盟，累计开展公众急救培训300余场，覆盖10万余人次，推进卫生应急宣传和自救互救技能普及，组建"村村救"志愿者队伍，实现救护力量辖区内全覆盖，做到"人人救、村村救、救在身边"。**二是以乡镇卫生院急诊科为实体，设立"急救单元"二级载体。**启动乡镇卫生院急救能力提升行动，在乡镇卫生院建立规范化胸痛救治单元、卒中救治单元、创伤救治单元，配置心电监护仪、除颤器、心电图机、呼吸机、洗胃机等急诊急救设施设备和转运车辆，"急救单元"医护人员具备基本急诊急救技能和急性胸痛、急性脑卒中、创伤、中毒等重点病种的鉴别与初步处理能力等。**三是以牵头医院急诊医学科（EICU）为实体，设立"急救核心"三级载体。**统筹管理医共体内急诊急救医疗资源，制定急诊急救相关制度、流程及预案，落实医共体同质化急诊急救质量控制管理，与"急救单元"建立快捷绿色通道，做好乡、村转诊急危重患者的救治工作。优化急诊急救资源，在急诊科首诊业务区配置急诊导管室、手术室、CT室、超声检查室、收费室、药房等。整合各临床科室资源，成立胸痛救治组、卒中救治组、创伤救治组、介入救治组、高危孕产妇救治组、危重儿童和新生儿救治组、中毒救治组、急腹症救治组、心肺复苏组、重症监护组等应急救治团队，授权急诊医学科根据需要24小时一键启动，将专科急救前移，实现"一站式救治"。

四、全面提供互动同质急救服务

一是强化联动协作。明确医共体牵头医院和成员单位之间的急诊急救职责和分工协作关系，形成以牵头单位为龙头、乡镇卫生院为枢纽、辖区村卫生室为基础的分级急诊急救体系。启用"120"紧急医疗救援指挥调度平台系统，实现对呼救者定位及导航，实时监控出诊救护车辆动态，实现"120"指挥准确化、快速化和全程信息化，逐步建成"功能完善、布局合理、反应快捷、指挥统一、处置高效"的院前急救网络，实现医共体院前医疗急救统一受理、统一指挥、统一调度，缩短辖区内急诊急救半径，打通基层急救的"最后一公里"。**二是突出同质管理。**牵头医院"急救核心"落实急诊急救一体化服务、同质化管理和监督指导职能，组织对乡、村急诊急救人员开展基础生命支持资质和创伤规范化救治培训，通过帮扶带教确保"急救单元"掌握心肺复苏与自动体外除颤器（AED）的使用、气管管理（气管插管、海姆立克急救法）、创伤救护（止血、包扎、固定、搬运）、溶栓、洗胃等核心技术，具备规范处置心、脑、伤、喘、毒、孕、儿等相关疾病急诊急救能力，实现急诊急救关口前置。2023 年 6 月以来，乡镇卫生院"急救单元"开展心肌梗死溶栓 9 例、脑梗死溶栓 42 例、农药中毒洗胃 22 例，实施气管插管 57 例，院前参与心搏骤停复苏成功 9 例。

新模式实施以来，太和县人民医院医共体内急诊急救能力得到整体提升，农村急救反应时间缩短 47.2%，急诊抢救成功率提升至 98.6%，满意度提高至 98.4%；牵头医院急诊急救 CT 检查时间缩短 20 分钟，损伤性控制手术激活时间缩短 38 分钟，脑卒中患者从到达医院至开始静脉溶栓的时间和从到达医院至穿刺成功的时间缩短 30%，严重创伤患者院内死亡率降低 34.4%。2022 年太和县人民医院获全国《改善医疗服务行动全国医院擂台赛》总决赛银奖，2023 年通过第一批次"中国县域急诊急救大平台示范单位"验收。

强建设　夯基础　推中医
提升群众健康获得感

贵州省毕节市纳雍县中医医院医共体

　　纳雍县中医医院始终将紧密型县域医共体建设作为解决基层医疗卫生管理体制问题的突破口,在全县率先推开覆盖县、乡、村三级的紧密型县域医共体,集中展现了深化医药卫生体制改革的积极探索和创新实践,充分发挥引领示范带动作用。通过紧密型县域医共体建设,医共体内部医疗质量得到明显提高、服务能力和管理能力得到明显提升,城镇职工、城乡居民住院费用个人负担比例均有所下降,患者就医体验感和就诊满意度显著增加。

一、主要做法

(一)推进"三个强化",搭建医共体整体框架

　　一是强化组织领导推进建设。成立以县中医医院党委、医院班子和各基层分院院长为主体的紧密型县域医共体建设领导小组,统筹推进紧密型县域医共体建设,总院先后5次召开部署会、推进会、协商议事会,制定印发紧密型县域医共体建设实施方案,明确医共体建设原则、标准、权责等工作要求,建立紧密型县域医共体内部周调度、月通报、季考核工作模式,构建以县中医医院牵头,6个乡镇卫生院为分院的紧密型县域医共体。**二是强化"六个统一"目标推进。**2023年3月30日,率先在6家医共体分院保持原单位法人不变的情况下,实行"统

一人员管理、统一财务管理、统一药械管理、统一医疗质量管理、统一绩效考核管理、统一信息管理"为主的六个统一管理模式。实行医共体内部医疗服务信息共享,双向转诊、就诊记录查阅等功能互联互通。**三是强化"6S"服务管理标准推进。**纳雍县中医医院总院成立医疗服务质量"6S"管理指导部门,制定管理标准和评比方案,通过统一下发、统一培训、统一实施,极大程度上改善了分院工作环境和管理模式,为患者提供更好的就医体验,进一步提升医院整体形象,群众认可度、支持度、满意度大幅提升。

(二)夯实"三级建设",着力打造医共体县域整体布局

一是打造县级医共体总院综合能力,实现"县强"。围绕"县级强、乡级活、村级稳、上下联、信息通"的目标,纳雍县中医医院总院积极对接省、市优质医疗资源,利用远程会诊、技术支持等信息化手段,重点提升县级中医医院骨伤科、针灸科、肛肠科、康复科等疾病防治能力和疑难重症诊疗水平,加快多学科诊疗团队建设,增加优质医疗资源供给,提高县域就诊率,让百姓看病更便捷、得实惠。**二是夯实医共体分院医疗服务能力,推进"乡活"。**通过纳雍县中医医院与乡镇卫生院开展科室共建、专家派驻、临床带教、远程会诊等多种方式,积极推进优质医疗资源下沉。2023 年,下派专业技术人员 10 人次,开展巡诊义诊 1 000 余人次,患者下转基层 13 人次;慢性病规范管理率达到 88%,乡镇卫生院医疗服务能力明显提高。**三是全面推进村级公共卫生发展,力求"村稳"。**全面落实乡村医生各项保障待遇,强化业务管理、教育培训、绩效考核和奖惩,充分调动乡村医生工作积极性,培训村级卫生室医务人员 52 人次,申报符合资质乡村医师 7 人,指导乡村两级医师开展公共卫生上门服务和白内障筛查 7 651 人次,组建 4 个以乡村医生为主体的家庭巡诊小分队,为农村重点人群提供上门送医送药和"一对一"诊疗指导服务,乡村医生"健康守门人"作用发挥日益明显。

(三)树立"三个典型"示范,推动医共体成员整体发展

一是着力打造次中心建设典型,助力分院提质增效。2022 年 11

月，阳长镇卫生院建成 2022 年贵州省第一批县域医疗次中心，新增口腔科、信息科、病案科、CT 室、B 超室 5 个科室，医疗服务覆盖周边 5 个乡镇。2023 年 3 月，纳雍县中医医院与阳长镇卫生院成为紧密型县域医共体，总院积极作为，为提升次中心服务能力，通过对阳长镇卫生院选派的专业技术人员进行现场业务指导，专科医生定期到分院进行坐诊等，多渠道为分院提供人才培养平台、指导完善科室建设、提升医共体分院综合医疗服务能力。**二是着力打造中医药服务典型，提升全民健康意识。**为提高分院中医药适宜技术应用能力，让广大人民群众享受到中医简、验、便、廉的优势，总院选派中医技术人才到分院进行指导和培训，提高分院中医药服务能力，2023 年度分院共开展中医药适宜技术 1 047 人次。通过组建团队为分院开展现场中医药健康服务指导及线上解答，对个体或群体的健康状态进行系统的信息采集、评估、调理以及跟踪服务，从而提高人口健康素质。2023 年度纳雍县中医医院指导分院共开展中医服务管理 14 406 人次，全民健康意识显著提升。**三是着力打造医疗队巡诊典型，践行为民服务宗旨。**总院一直践行为人民服务的宗旨，组建健康巡诊义诊医疗队深入分院为群众开展颈部、胸部包块及疝气的疾病筛查 100 余人次；选派专业骨干组成医疗团队深入百姓家中对 427 户 655 人次大病、慢性病患者进行访视，让老百姓在家门口就能享受到优质的医疗服务。**四是总院充分发挥传、帮、带作用，**组织医共体分院到示范典型卫生院进行观摩学习，吸取好的经验及亮点推动医院建设；总院还通过向分院下沉医疗技术骨干、组建医疗帮扶团队开展义诊巡诊、医院管理培训及带教指导等多途径推进分院建设工作。

二、取得成效

（一）医疗服务能力得到提升

通过"上联下沉"分级诊疗措施，密切了总院与分院之间的运行效率，医共体内部推行"六个统一""6S"管理等有效措施，实现医疗质量同质化管理，提升了各分院服务能力水平，指导分院开展国家"优质服务基层行"基本标准和推荐标准建设，4家达到推荐标准和基本标准。

（二）分级诊疗就医格局初步形成

2023年，医共体总住院率较上年增长4.9%，各分院医疗卫生机构门诊人次和住院人次较上年整体增长，逐步形成"小病不出乡、大病不出县"的分级诊疗格局。与2022年相比，2023年勺窝镇卫生院门急诊人次提升15%，住院人次提升18%；阳长镇卫生院门急诊人次提升5%，住院人次提升38%；新房乡卫生院门急诊人次提升11%，住院人次提升53%。

（三）群众就医获得感不断增强

通过专家下沉、特色科室建设、信息化搭建服务桥梁，新技术、新项目在分院推广使用，逐步推开"分院检查、总院确诊、分院治疗"模式，群众少跑腿都能享受县级诊疗服务效果逐渐凸显。

医有优改"兜底基层"
民有良医"就医满意"

新疆生产建设兵团第六师奇台医院医共体

近年来,新疆生产建设兵团第六师奇台医院按照兵师党委工作部署,结合师市医共体建设实施方案,坚持以分级诊疗为核心、以法人治理结构为基础、以医保支付方式为纽带、以信息共享技术为平台、以干部人事制度为抓手、以财务薪酬保障为磁力,以科学发展模式为助力,积极盘活医共体内在活力。

一、主要举措

(一)加强组织领导,科学构建工作体系

一是完善组织架构。印发《第六师奇台医院医共体一体化改革工作领导小组》(院党发〔2020〕3 号),成立领导小组,由党委书记任组长,统一领导全面推进医共体建设等各项医改工作,组建了医共体理事会和监事会,领导小组下设办公室,具体落实医共体同质化管理。拟定《第六师奇台医院医共体章程》,制定并下发《第六师奇台医院党委会议议事规则》《第六师奇台医院院长办公会议议事规则》《第六师奇台医院党委书记和院长定期沟通制度》《第六师奇台医院党委书记专题会议议事规则》,完善医共体组织管理制度。**二是建立运转体系。**按照"1+3+4+14"的医疗服务构架,以第六师奇台医院为核心,3 个团场医院为枢纽,4 个社区卫生服务中心和 14 个连队卫生室为基础,组建医共

体,成立医共体"两办一部十二中心",分别为党政办公室、党建办公室、药学部、医院质量与安全管理中心、人力资源管理中心、财务管理中心、医务管理中心、护理管理中心、医院感染管理中心、后勤保障管理中心、医学装备信息中心、医学检验中心、超声医学中心、医学影像中心、公共卫生管理中心,完善医共体内各组织运行模式,实现第六师奇台医院对分院各项工作实行全面一体化管理机制。通过以上举措,第六师奇台医院医共体一家人、工作一盘棋、财务一本账、人事一条心,检验、影像、心电诊断和消毒供应共享服务中心一张网的整合型医疗卫生服务体系基本定型。**三是明晰权责规范。**为规范医共体组织活动行为,提高整体运行效能,拟定医共体章程和各大管理中心工作制度,以及牵头单位和成员单位权责清单,明确各管理中心工作内容。采取财务管理方式、医疗业务运行和人事管理方式、公共卫生管理、后勤社会化管理、药品与耗材管理采购"五统一"模式等,实现权责明晰、制度完善、运行规范。

(二)互联网+远程平台,助力服务基层"零距离"

依托牵头医院信息化远程医疗会诊中心、区域影像中心、心电中心、检验中心、超声中心"五大中心"建设,实现"让信息多跑路,患者少跑腿",远程医疗服务全覆盖医共体内3个分院、4个社区卫生服务中心、14个连队卫生室。2023年,远程会诊684例,完成基层分院远程诊疗服务31 374人次,区域远程影像诊断11 791人次、远程指导疑难病355人次、远程心电诊断18 566例,完成双向转诊129例,不断推进优质资源上下共享、互联互通,实现了"以大带小、以强带弱、线上共享"的服务新模式,同时增强了基层医生诊疗中的底气。

(三)推动医疗资源"大下沉",健康惠民"最后一公里"

一是强化人员帮扶和技能传授。由牵头医院选派临床骨干下沉基层分院长期驻点帮扶,建立健全对成员单位"以科包院""师带徒"的对口帮扶模式。2023年,选派下沉医务骨干604人次,下派驻点帮扶超过一个月时间的62人次,开展门诊接诊4 874人次,带教查房425次,参与抢救患者 71 人次、开展业务培训 82 次，受益群众 12 420 人次。在离边防最近的北塔山牧场畜牧三连设立连队卫生室，提供远程医疗服务，开设中医阁，推行中医药适宜技术。**二是实现健康惠民"最后一公里"。**基层医疗卫生机构提高了疾病诊断能力，让老百姓在家门口也能享受到上级医院优质的医疗服务，实现了以大带小、以强带弱、上下联动、医疗服务协同的就医服务新模式，北塔山牧场畜牧三连常驻居民 417 人，签约 401 人，签约率为 96.2%，重点人群 96 人，签约 96 人，签约率 100%。

（四）以群众感受为目标，大力推进基层中医药适宜技术

积极推动各分院及社区卫生服务中心开设中医馆，14 个连队卫生室中的 11 个标准化连队卫生室均开设了中医阁，奇台农场分院能够开展 9 类 31 项中医药适宜技术，开展中医新技术新项目 2 项，其中蜡疗诊疗量 1 014 人次，智能经络通诊疗量 65 人次。红旗农场分院和北塔山牧场分院在牵头医院的帮扶下分别能开展 17 项和 13 项中医药适宜技术，三台南社区卫生服务中心开展 18 项中医药适宜技术，湖沿镇社区卫生服务中心 11 项、骆驼井社区卫生服务中心 15 项、三十里大墩社区卫生服务中心 18 项。

（五）发挥基层"网底"作用，当好职工群众"贴心人"

一是有效发挥基本公共卫生服务作用，加强慢性病患者管理。落实专项资金使用，对基本公共卫生专项资金专款专用。落实居民健康档案管理，兵团辖区常住居民 3.3 万人，居民建档 3.08 万人，建档率 93.3%。辖区 2 992 名高血压患者规范化管理率 93.7%，高血压控制率为 78%；辖区 1 443 名糖尿病患者规范化管理率 91.7%，糖尿病控制率 68.1%。**二是提高签约率，做实做细家庭医生签约服务。**组织辖区 17 个家庭医生签约服务团队，常住居民 30 454 人，签约 25 606 人，签约率 84%；重点人群 10 878 人，签约 10 878 人，签约率 100%。**三是积极推行"医院 + 养老院"医养结合模式。**红旗农场分院医养结合服务患者 3 750 人次，其中失能老年患者 266 人，打造家门口医疗康养模式，最美夕阳红、一站式医疗服务让更多患者享受到体贴入微的医疗服务。

二、工作成效

（一）医疗资源得到优化利用

一是双向转诊得到推进。医院下转到奇台农场分院的住院患者明显增多，奇台农场分院负责初步评估和治疗常见病、多发病等病情较轻的患者，将病情较重的患者及时向牵头医院转诊。医院制定了基层医院上转预约挂号和优先服务制度，减少了因转诊不当而造成的医疗风险和资源浪费。2022 年下转奇台农场分院住院患者 4 人，2023 年下转住院 42 人。**二是优质医疗资源下沉**。通过师带徒、科包院和挂职副院长等方式，牵头医院向基层分院输送更多的医疗人才，包括医生、护士、技术骨干和管理人员等。下沉的医疗人才数量增加。2023 年在奇台农场分院师带徒 6 人，科包院 10 人，挂职副院长 1 人。**三是远程医疗服务持续开展**。牵头医院与分院建立了远程信息平台，通过远程会诊、远程影像诊断、远程心电诊断等方式，提高基层医疗服务的质量和水平。截至 2023 年年底，牵头医院对奇台农场分院共进行远程会诊 123 次、远程影像诊断 4 108 人次、远程心电诊断 6 948 人次。

（二）医疗服务效率和质量提高

通过与牵头医院的协作，基层医疗服务的质量和效率得到提升。**一是诊疗时间缩短**。通过与牵头医院的协作，患者在更短的时间内得到诊断和治疗，减少了等待和诊疗时间。将门诊患者的平均诊疗时间缩短了 15%。**二是基层医生诊疗水平提高**。全科医生培养计划的实施，为奇台农场分院提供了更多的培训和学习机会，提高了他们的诊疗水平。截至 2023 年年底，奇台农场分院全科医生注册人数 9 人。

（三）缓解医疗服务供需矛盾

通过实施分级诊疗制度缓解了医疗服务供需矛盾。**一是基层医疗机构诊疗量增加**。基层分院在承担更多诊疗任务方面发挥了积极作用，有效缓解了牵头医院的压力。2023 年，奇台农场分院诊疗量达到 44 271 人次，比 2022 年增长了 6.1%。**二是医疗资源分配更加均衡。**通过实施分级诊疗制度、加强奇台农场分院建设等措施，医疗资源的分配更加均衡。奇台农场分院得到了更好的建设和投入，中医馆建筑面积扩建到 549 平方米，开展中医药适宜技术增加到 9 类 31 项。2023 年理疗项目收入 6.9 万元，同比增长 20.4%，中药收入 1 169.0 万元，同比增长 49.5%。